JN029214

新時代の
心不全治療に向けて

ARNIと
SGLT2
阻害薬
についてシンプルに
まとめてみました

Essentials of ARNI and SGLT2 inhibitor

for heart failure treatment

著 山下武志

南江堂

■■■ 序 文 ■■■

　不整脈を専門とする循環器内科医である私が，心不全治療に関するテキストを著したことを，どのように感じたことでしょう．緩徐に医療が発展する時期であれば，きっとこのようなことはなかったはずだと，私も思います．心不全を合併する不整脈診療にある種の限界を感じ，あらためて心不全診療に導入されるARNIとSGLT2阻害薬を自分がどのように使うべきかを勉強していた私に，衝撃が走りました．勉強しながら……「まもなく，心不全治療は想定以上の大きな変革が生じるに違いない」と，確信したからです．同じような変革は，自分が専門としている心房細動における脳卒中予防のための直接型経口抗凝固薬(DOAC)の導入ですでに経験しています．まさしく，同じインパクト，あるいは患者数から考えれば，それ以上のインパクトに違いないと思っています．

　約10年前，DOACが臨床現場に導入されたとき，やがて臨床現場に浸透することは必然であると感じていた私は，専門家として心房細動患者における脳卒中予防の重要性を啓蒙していました．しかし，実際には，それほど簡単な道のりではありませんでした．自分が予想していなかった副作用や使用法が，日本も含め世界中で生じたからです．今となっては，その一つの理由として，専門家ゆえにもってしまう論理が，幅広い臨床現場では誤解されてしまう可能性があったという反省があります．だからこそ，新しい薬剤の使用には，専門家はもちろんのこと，非専門家の目も重要だと知りました．非専門家は，専門家ゆえにもってしまいがちな当然の論理から自由だからです．

　ここ10年の間に一つの反省をした経験を経て，本書は，心不全非専門医が，心不全非専門医のために，幅広い臨床現場で新規薬剤を有効に，かつ安全に使用するために解説したテキストとして著しました．心不全治療に，同時に複数の新規薬剤が導入されようとしている今，一層の注意が必要です．幅広い医師に，幅広い心不全患者の予後向上のために新しい治療を役立てていただきたい，また，その道のりが平坦であってほしいと，心から願っています．

　2021年9月

山下武志

■■■ 目 次 ■■■

第 **1** 章

ARNI

ARNIとはどんな薬？

● ARNIは，Angiotensin Receptor Neprilysin Inhibitorの頭文字を
とった略名で，アンジオテンシン受容体拮抗薬（ARB）とネプリラ
イシン阻害薬を１：１で結合した複合体です．その代表となるサク
ビトリルバルサルタン（商品名：エンレスト）は，経口吸収されると
バルサルタンとサクビトリルに分解され，前者がアンジオテンシンⅡ
阻害作用を，後者の代謝物であるサクビトリラートがネプリライシ
ン阻害作用を発揮します．

● アンジオテンシンⅡはともあれ，ネプリライシンは聞きなれない用
語です．このネプリライシンは，さまざまな臓器に存在するタンパ
ク質分解酵素の一つで，数多くの血管作動性ペプチドの分解に携
わっています．つまり，血管作動性ペプチドの働きを，代謝制御に
より調節する役割を担っています．

● ネプリライシンが分解する血管作動性ペプチドとして，ナトリウム
（Na）利尿ペプチド（ANP，BNP），アンジオテンシンⅠ，Ⅱ，アドレノ
メデュリン，サブスタンスP，ブラジキニン，エンドセリン，血管作
用性腸管ペプチドなどがあげられています．それぞれのペプチドに
対する基質親和性は異なるはずですが，網羅的に検討した報告は見
当たりません．ただし，BNPよりANPの親和性が高いことが知られ

ています(Pankow K, et al：J Mol Biol 2009；**393**：496-503)．

● ネプリライシン阻害薬の投与により，これらの血管作動性物質の分解が阻害され，その血中濃度が一斉に上昇することになります．Na利尿ペプチドの増加は心臓・血管に対して保護的に働く半面，アンジオテンシンⅠ，Ⅱの増加は障害性に働くため，これ単独では薬物として成立しません．そこで，アンジオテンシンⅡ受容体阻害薬を加えることにより，この障害性をなくそうとした薬物がARNIということになります．いわば，アンジオテンシンⅡ受容体阻害を行ったうえで，アンジオテンシンⅡ以外の血管作動性物質(その中心はNa利尿ペプチド)濃度を上げようとするものです．

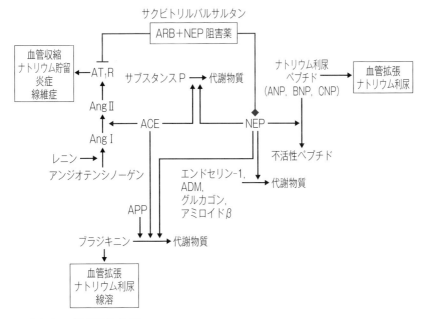

▶ ARNIの薬理学的作用

(Hubers SA, et al：Circulation 2016；**133**：1115-1124より引用)

● ANP，BNPはよいとしても，その他の血管作動ペプチドの増加はどうか，少し気になるかもしれません．そこで，本薬剤の高血圧患者に対する治験成績をみておくことにします（Ruilope LM, et al：Lancet 2010；**375**：1255-1266）．軽症から中等症高血圧患者に対する，サクビトリル単独，サクビトリルバルサルタンの収縮期血圧に対する影響です．

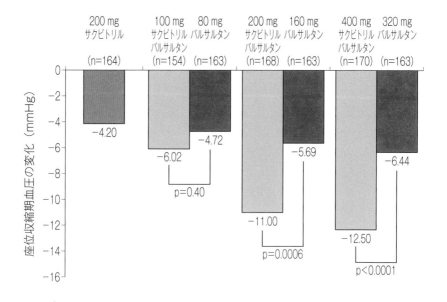

▶ 高血圧患者に対するサクビトリルバルサルタン（ARNI）の降圧効果

（Ruilope LM, et al：Lancet 2010；**375**：1255-1266より引用）

● サクビトリル200mg単剤でわずかに血圧低下がみられており，たとえネプリライシン阻害薬によってアンジオテンシンⅡが上昇したとしても，ANPを代表とするその他の血管作動ペプチドの増加で

全体として血管拡張が優位になることがわかります．サクビトリルバルサルタン100 mg（サクビトリル49 mg，バルサルタン51 mg）で，バルサルタン80 mgと同程度の降圧，200 mg（サクビトリル98 mg，バルサルタン102 mg）では，バルサルタン160 mgをはるかに上回る降圧がみられ，用量が多くなるとサクビトリルによる血管拡張性ペプチドの増加による降圧効果が増強しています．

● Na利尿ペプチドは，古くから心臓・血管に保護的に作用することが知られ，長く薬物開発の対象とされています．しかし，これまで臨床現場で用いることのできる薬物は，静注用のカルペリチド（ヒトANP製剤，商品名：ハンプ）に限られていました．長期投与を目的としたNa利尿ペプチド経口薬の開発が困難だったからです．ヒトBNP製剤であるネシリチドを1日2回皮下注射で長期投与する試みが行われていますが，煩雑性のためその開発は中断されています．次に注目された方法が，ネプリライシンを阻害することによってANP，BNPを増加させようという取り組みです．オマパトリラートという薬物は，ネプリライシンとアンジオテンシン変換酵素（ACE）に対する阻害作用があり，血行動態的には良好な影響をもたらしましたが，ネプリライシンとACE両者の阻害によるブラジキニンの増加が血管浮腫をもたらし，臨床での使用に耐えなかったという歴史があります．このような歴史を知ると，ARNIは，ブラジキニン代謝を阻害しないARBと組み合わせたことで長期的にANP，BNPを増加させる方法を初めて臨床現場にもたらしたといえそうです（そのため，ACE阻害薬からの切り替えには，ACE阻害薬の36時間以上の休薬が必要とされています）．

エッセンス

■■■

ARNIは，RASを抑制したうえで，ネプリライシン阻害による ANP，BNPを中心とした血管作動性ペプチドの増加を目指した薬である．

2 ARNIを用いた大規模臨床試験

● 心不全患者を対象としてARNIを用いた大規模臨床試験は，2009年より実施され，その中心的な位置を占めるのが2014年に発表されたPARADIGM-HFです．そのほかにもPARAGON-HF，PIONEER-HF，PROVE-HF，TRANSITIONなど，目的の異なるさまざまな臨床試験が実施されています．2015年に米国食品医薬品局（FDA）に認可されて以降，多くの臨床的疑問に関して臨床試験が計画され，2019年にそれらが続々と発表されたという経緯です．

▶ ARNIに関する臨床試験

臨床試験名	対象患者	比　較	評価項目	掲載論文
PARADIGM-HF	慢性HFrEF （EF≦40％）	ARNI vs. エナラプリル	心血管死・ 心不全入院	N Engl J Med 2014；371：993
PARAGON-HF	慢性HF （EF≧45％）	ARNI vs. バルサルタン	心血管死・ 心不全入院	N Engl J Med 2019；381：1609
PIONEER-HF	急性HFrEF （EF≦40％）	ARNI vs. エナラプリル	NT-proBNP 減少率	N Engl J Med 2019；380：539
PROVE-HF	慢性HFrEF （EF≦40％）	なし	バイオマー カー・心機能	JAMA 2019； 322：1085
TRANSITION	急性HF	ARNI 入院中 vs.退院後投与	最終投与量達 成率	Eur J Heart Fail 2019；21：998

● PARADIGM–HF 試験は，駆出率が低下した心不全（HFrEF）患者を対象として一次評価項目を心血管死と心不全入院の複合エンドポイントとした試験です．その結果，通常治療のエナラプリル群と比較し，複合エンドポイント，心血管死，心不全入院，全死亡のすべての項目でARNI群における発生頻度が約20％有意に低下していました．その効果は年齢，性，左室駆出率（EF），腎機能，ベースラインのNT–proBNP値，心房細動の有無など，設定されたほとんどのサブグループで一貫性がみられています．安全性については，血圧低下がエナラプリル群より多い一方で，血清クレアチンや血清カリウム（K）の上昇はエナラプリル群より少なかったとされています．症候性低血圧の頻度は，ARNI群で14％，エナラプリル群で9.2％でした．

● PARAGON–HF 試験は，EF45％以上の心不全（HFpEF）を含む心不全患者を対象として，一次評価項目を心血管死と心不全入院の複合エンドポイントとした試験です．その結果，通常治療のバルサルタン群と比較して，複合エンドポイントを低下させる傾向にありましたが，統計学的な有意差は得られませんでした．心血管死亡の発生率はほとんど違いがない一方で，心不全入院を約15％低下させたものの有意差にはいたりませんでした．ただし，その結果には不均一性があり，女性，EF≦57％，ミネラルコルチコイド受容体拮抗薬（MRA）服用例，eGFR＜60 mL/分/1.73 m^2 の腎機能低下例では，複合エンドポイントの発生率がARNI群で有意に減少していました．安全性に関しては，PARADIGM–HFの結果と同一で，低血圧がARNI群で多く，逆に血清クレアチニンやK値の増加はバルサルタン群で多かったとされています．

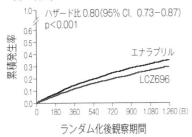

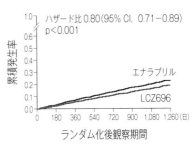

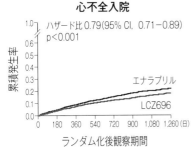

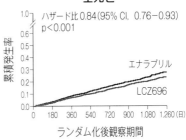

▶ PARADIGM-HF における Kaplan-Meier 曲線

LCZ696：サクビトリルバルサルタン

(McMurray JJ, et al：N Engl J Med 2014；371：993-1004 より引用)

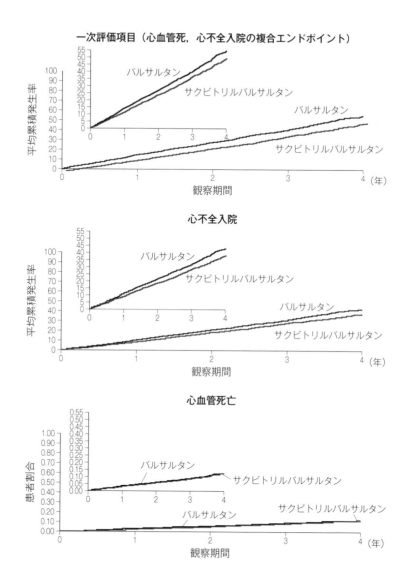

▶PARAGON-HFにおけるKaplan-Meier曲線

(Solomon SD, et al：N Engl J Med 2019；381：1609-1620より引用)

● PARADIGM-HF と PARAGON-HF を包括的に検証し，PARAGON-HFで不均一性がみられたEFや性別とARNIの効果を検討した報告がなされています（Solomon SD, et al：Circulation 2020；141：352-361）.

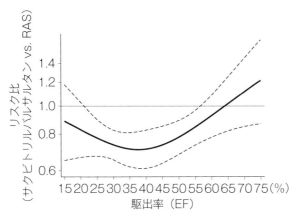

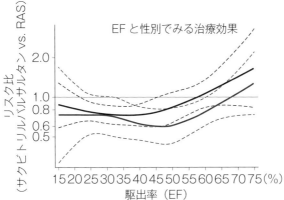

▶ PARADIGM-HF，PARAGON-HFを統合し，EF別に一次エンドポイントのエナラプリル群に対するリスク比を図示したもの

上段：EFが60％まで，ARNI群のエナラプリル群に対するリスク比が1以下となっている.
下段：性別に解析すると，男性（黒線）と女性（赤線）ではEF別にリスク比が異なることがわかる.

（Solomon SD, et al：Circulation 2020；141：352-361 より引用）

●厳密には，対照薬が異なるため包括することに限界がありますが，ARNIの効果がよく見てとれます．一次評価項目に対するリスク比を示していますが，EF 60％前後まで，ARNIはRAS抑制薬に比べ，その発生率を抑制し，有効性があるものと考えられます．興味深いことに，その効果に性差があり，男性ではEF約55％，女性では70％弱まで，ARNIはRAS抑制薬に比べて心血管死・心不全入院の発生率を低下させる傾向にありそうです．

●PIONEER-HF試験は，HFrEFによる急性心不全入院患者を対象に，NT-proBNP値の変化を一次評価項目として，血行動態安定後のARNI投与とエナラプリル投与を比較した試験です．NT-proBNP値は両群で有意に低下していましたが，その低下率はARNI群でエナラプリル群より有意に大きなものでした．

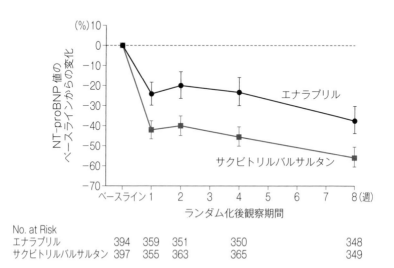

No. at Risk
	ベースライン	1	2	4	8
エナラプリル	394	359	351	350	348
サクビトリルバルサルタン	397	355	363	365	349

▶ PIONEER-HFにおけるNT-proBNP値の変化率

(Velazquez EJ, et al：N Engl J Med 2019；380：539-548より引用)

●そして，この試験期間である8週間の心血管死と心不全再入院を複合エンドポイントとする比較も行われています．わずか8週間ですが，そのリスク低下率は約40％にも上っていたということです（Morrow DA, et al：Circulation 2019；**139**：2285-2288）．

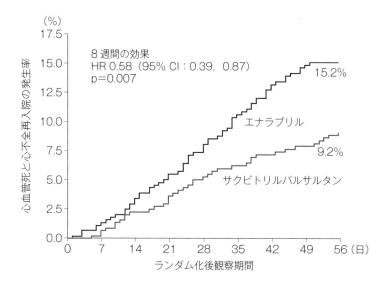

8週間の効果
HR 0.58（95% CI：0.39，0.87）
p=0.007

15.2%

エナラプリル

9.2%

サクビトリルバルサルタン

▶PIONEER-HFにおける心血管死と心不全入院の複合エンドポイント発生状況

(Morrow DA, et al：Circulation 2019；139：2285-2288より引用)

● PROVE-HFはARNI投与群のみの単群試験で，ARNI投与によりバイオマーカーがどのように変化するか，またその変化が左室形態にどのような影響を及ぼすかを1年間で検討した試験です（James L, et al：JAMA 2019；**322**：1085-1095）．NT-proBNP値はARNI投与後速やかに低下していますが，これは，PIONEER-HF試験と同様です．わずか2週後に，NT-proBNP値は急速に約30％低下し，その後も緩やかに1年間低下し続けています．

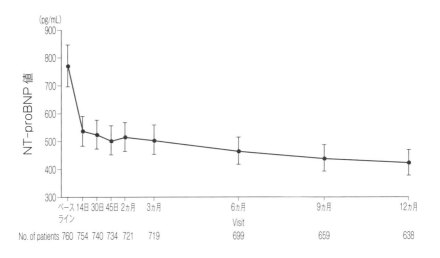

▶ PROVE-HFにおけるARNI投与後のNT-proBNP値の変化

(James L, et al：JAMA 2019；**322**：1085-1095より引用)

● このNT-proBNP値の変化率は，弱いながらもEF，左室拡張末期容積係数(LVEDVI)，左室収縮末期容積係数(LVESVI)，左房容積係数(LAVI)の変化率と有意に相関していました．つまり，ARNI投与によってNT-proBNP値が低下した患者では，左室，左房のリバースリモデリングがみられたということになります．このリバースリモデリングは，ARNI投与6ヵ月後からわずかながら観察できるようになっています．

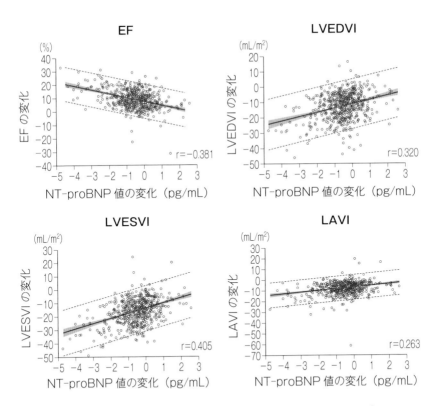

▶ PROVE-HFにおけるARNI投与後のNT-proBNP値の変化率とEF，LVEDVI，LVESVI，LAVI変化率の相関

(James L, et al：JAMA 2019；**322**：1085-1095より引用)

●TRANSITIONは，HFrEF（EF＜40％）による急性心不全で入院となった患者を対象に，ARNIを入院中に開始するのがよいか，退院後に開始するのがよいかという疑問に対して，10週後にARNIの目標用量に達する割合を比較した試験です．入院中開始群，退院後開始群のいずれの群でも，サクトビトリルバルサルタンの目標用量200 mg/日に達した患者の割合は同等であり，忍容性に違いがなかったとされています（Wachter R, et al：Eur J Heart Fail 2019；**21**：998-1007）．目標用量に達しやすい患者として，65歳以下，eGFR ≧ 60 mL/分/1.73 m^2，高血圧およびその既往のある例，心房細動のない例があげられています．

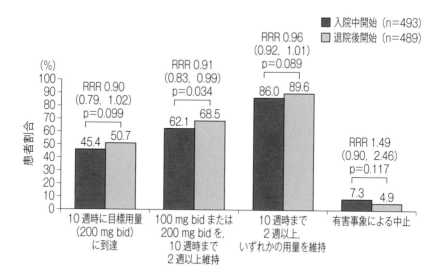

▶TRANSITIONにおける目標用量到達率

（Wachter R, et al：Eur J Heart Fail 2019；21：998-1007より引用）

● 欧米では2015年にARNIが認可され，臨床現場ではPARADIGM-HFだけを根拠にして用いられてきました．2020年に臨床使用が可能となった日本では，使用開始にあたってその後に発表されたより数多くの臨床試験の成績が用意されている状況だということがわかるでしょう．

エッセンス ■ ■ ■

ARNIには，欧米で臨床使用され，それ以降になされたさまざまな臨床試験の結果が集積されている．おしなべて，これまでの通常治療と比較して，EFが低下した患者において急性期から効果を発揮し，バイオマーカーと臨床転帰の改善が見込まれる薬物と位置づけられる．

3

ARNIはどのようにして効く?

A ┃ ARNIの主要効果はANP増加

● ARNIは当初，BNPの分解を阻害することによって，BNP値を増加させ，その効果を増強するという側面が注目されましたが，そもそもBNPは心不全が軽快すればその産生自体が減少してしまうため，この効果はほとんどないものと考えてよいでしょう．また，ARNIは，アドレノメデュリン，サブスタンスP，ブラジキニンを増加させるため，このような血管作動性物質による血管拡張が関与している可能性も否定できませんが，これらの血管作動性ペプチドに関する報告は多くありません．

● このようなことから，現時点でARNIがRAS抑制薬と異なる(あるいはRAS抑制に加わる)主要効果は，ANPの増加であると考えられています．実際に，PROVE-HFでは，ARNI投与後のANPの増加が持続的に観察されています．BNPは刺激に対して即座に反応・産生・分泌される，いわば急性期反応ペプチドであり，その刺激は左室の壁応力と相関し，心機能が改善すれば当然分泌されなくなります (Nakagawa O, et al：J Clin Invest 1995；**96**：1280-

1287）．一方，ANPは持続的に産生され，分泌顆粒として細胞内に貯蔵されて，体液量の変化などを含むさまざまな刺激に応じて日常生活で常時分泌されているペプチドです．そのため，ARNIを投与すると，壁応力以外の刺激によっても分泌されるANP分解の阻害効果の影響が大きく，またネプリライシンがBNPよりANPへの基質親和性が高いこともあわせて，ANP増加が顕著に観察されることになります．ANPはARNI投与後即座に倍増し，その増加は1年間にわたり維持されています．

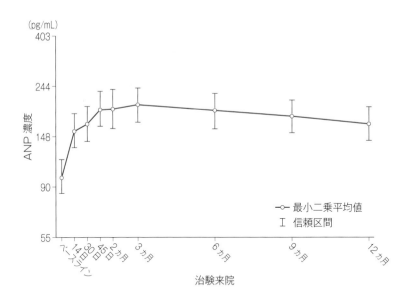

▶ PROVE-HFにおけるARNI投与後の血清ANP濃度の推移

（Murphy SP, et al：JACC Heart Fail 2021；9：127-136より引用）

●ANPの効果発現部位である腎臓のcGMPも測定されていますが，ANPの増加に呼応して，ANPのセカンドメッセンジャーであるcGMPが持続的に尿中で増加していることはこのことを支持します．

●さらに，このPROVE-HFでは，ベースラインのANP値が低いほどEFが低く，同時に左房容積係数（LAVI）が大きいという相関がみられていましたが，ARNI投与後のANP増加が大きいほど1年後のEF改善率が大きく，LAVIの縮小も大きかった，つまりANP増加に関連してリバースリモデリングが生じていたとされています．

●ちなみに，少数例ですが，その他の血管作動性物質に関する変化も報告されているので，紹介しておきましょう．ARNI投与により，血清ネプリライシン濃度に変化はないものの，その活性は顕著に低下しています．そして，ARNI投与1ヵ月後にはANPのほか，サブスタンスP，アドレノメデュリンが有意に増加した一方で，BNPに有意な変化はみられなかったというものでした．

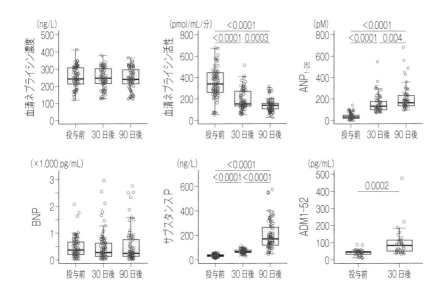

▶ ARNI投与後の血管作動性物質の変化

（Nougué H, et al：Eur J Heart Fail 2019；21：598-605 より引用）

エッセンス

まださまざまな可能性を残しているものの，臨床における
ARNIの主要効果は，RAS抑制に加えて，薬理学上想定される
ANPの持続的な増加効果によるものであると考えられる．

B ANPが心不全に与える三つの影響

- ARNIによるANP増加はどのようにして、主にHFrEFを中心とした心不全患者の転帰向上に結び付くのか、まだ未解明の点も多いのですが、①急性の利尿効果、血管拡張効果、②心筋のリモデリング予防効果、③慢性的な腎保護効果、の3点が主要なものだろうと考えています.

急性の利尿効果，血管拡張効果

- ANPによる急性の利尿効果や血管拡張効果は、すでにヒト心房性Na利尿ペプチド（hANP）の静注薬を用いている日本では周知の事実だと思います. ANPは細胞膜に存在するナトリウム利尿ペプチド受容体A（NPR-A）に結合し、グアニル酸シクラーゼの活性を介してcyclic GMPを増加させ、cyclic GMP依存性キナーゼを活性化させます. 血管では、最終的にミオシン軽鎖の脱リン酸化により平滑筋弛緩がもたらされ、血管拡張が生じます. 腎臓では、これにより輸入細動脈が拡張し、腎血流量が増加すると同時に糸球体における透過性が亢進し、RASの活性化に拮抗することでNa再吸収が抑制され、Na利尿が促されます. 加えて、尿細管に種々存在するイオントランスポーターにANPが作用し、直接的にNa再吸収を抑制する作用もこのようなNa利尿を亢進させます. 結果的に、Na利尿は心臓の前負荷軽減を、血管拡張は前負荷・後負荷軽減を介して、急性に血行動態を改善し、左室の壁応力を減少させることになりま

す．おそらく，ARNI投与1〜2週間で左室壁応力の指標である
NT-proBNP値が減少するのは，このようなANPの急性効果によ
るものでしょう．

心筋のリモデリング予防効果

●次に重要だと思われるのが，ANPによる慢性的，持続的な心筋のリ
モデリング予防効果です．すでに，ヒトにおいて，ANP減少や
ANP受容体の遺伝子多型が左室肥大と密接に関与していることが報
告されています（Rubattu S, et al：J Am Coll Cardiol 2006；**48**：
499-505）．基礎的には，ANP受容体のNPR-Aノックアウトマウ
スにおける知見が集積しており，ANP作用を欠如したマウスでは，
大動脈縮窄による左室リモデリングが顕著で，それはRAS抑制薬や
交感神経遮断薬などでは抑制できないことが明らかになっていま
す．ANPは，RAS，交感神経系，エンドセリンなどさまざまな刺激
による心筋リモデリングに対して抑制的に働き，数多くの刺激が加
わった場合でも万能的に予防効果を発揮することが特徴です．急性
心不全を対象としたPIONEER-HF試験では，NT-proBNP以外に，
伸展を受けた心筋から放出される可溶性ST2（suppression of tum-
origenesis-2：sST2）と，心筋障害を表す高感度トロポニン（hsTnT）
が同時測定されています．サクビトリルバルサルタン（ARNI）群，エ
ナラプリル群ともに，投与後いずれのマーカーも低下していますが，
その時間経過が特徴的です．まず，心筋伸展を表すsST2が顕著に
低下し，その後，遅れてhsTnTが低下する，つまり心筋伸展の減弱
後リモデリング予防が生じ始めることを支持する所見でしょう．そ
して，ARNI群ではhsTnTの低下がより顕著になっています．

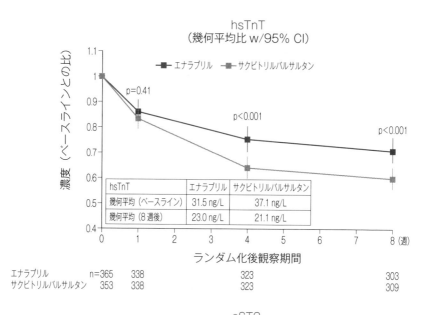

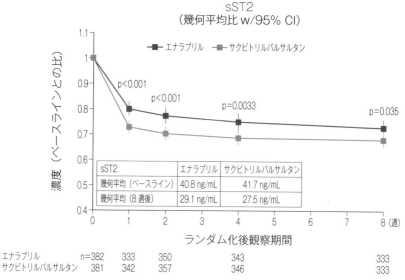

▶ PIONEER-HF における hsTnT と sST2 の時間的推移

(Morrow DA, et al : Eur Heart J 2019 ; 40 : 3345-3352 より引用)

●心筋に加えて，線維芽細胞にも増殖抑制的に働くことが知られ，PARADIGM-HFでは，ARNI投与群で心筋線維化マーカーといわれる種々のバイオマーカーがエナラプリル群より減少したことも報告されています.

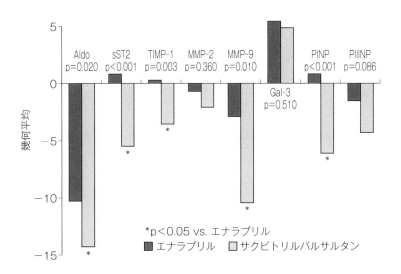

▶PARADIGM-HFにおける線維化マーカーの変化

Aldo：アルドステロン，sST-2：可溶性ST-2，Gal-3：ガレクチン-3，TIMP：tissue inhibitor of matrix metalloproteinase，PINP：コラーゲンtype I N末端プロペプチド，PIIINP：コラーゲンtype III N末端プロペプチド，MMP：matrix metalloproteinase

(Zile MR, et al：J Am Coll Cardiol 2019；73：795-806より引用)

●心臓内ではこのようなANPの作用が，オートクリン，パラクリン的に作用しています．ANPの増加は，心筋リモデリングを抑制しつつ，心筋に加わる前負荷，後負荷を持続的に減少させることでリ

バースリモデリングが進みやすい環境をつくり出すことができるわけです.

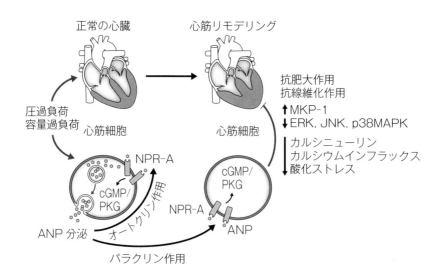

正常の心臓　　心筋リモデリング

抗肥大作用
抗線維化作用

↑MKP-1
↓ERK, JNK, p38MAPK

カルシニューリン
カルシウムインフラックス
↓酸化ストレス

圧過負荷
容量過負荷　　心筋細胞　　心筋細胞

NPR-A

cGMP/
PKG

cGMP/
PKG

NPR-A

ANP 分泌　オートクリン作用　　ANP

パラクリン作用

▶心筋リモデリングとANPの拮抗作用

ANPはさまざまな刺激に対してオートクリン,パラクリン的に作用し,リモデリングに拮抗する.

(Forte M, et al : Int J Mol Sci 2019 ; 20 : 3874より引用)

慢性的な腎保護効果

●最後に,重要と思われる作用が,慢性的な腎保護効果です.PARADIGM-HFでは経時的にeGFRが計測され,ARNI投与群とエナラプリル投与群の間で,慢性腎臓病(CKD)の有無にかかわらずeGFR低下速度に有意差がみられています(Damman K, et al : JACC Heart Fail 2018 ; 6 : 489-498).

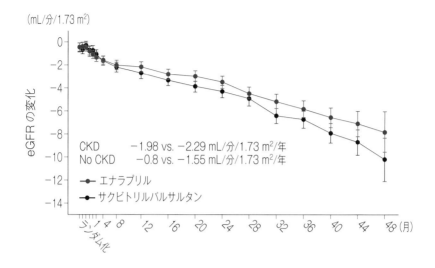

▶ PARADIGM-HFにおけるeGFRの変化

CKDの有無にかかわらず，ARNI群ではエナラプリル群よりeGFR低下速度が
低下している.

(Damman K, et al：JACC Heart Fail 2018；6：489-498より引用)

● 腎機能低下は心不全発症の強力な危険因子であることは周知の事実
です．ANPの腎保護作用が，間接的に心血管死・心不全入院の発
生を抑制したという要因も無視できないでしょう．ANPの慢性的
な腎保護作用の機序は，まだ十分に解明されていません．輸入細動
脈拡張による腎血流増加以外に，腎うっ血の改善，心拍出量増加に
よる腎血流増加，心筋リモデリング抑制と同様の機序による腎臓リ
モデリングの抑制などが考えられています.

エッセンス

ANPの増加は，急性の利尿効果・血管拡張効果に加えてこれまで経験できなかった慢性的な心臓リモデリング抑制効果や腎保護効果を介して，心不全患者のアウトカム改善につながっているものと考えられる．

C ┃ ARNIがすべての患者に効くと考えるのは間違い

● 「ガイドラインに従う」という言葉は間違ってはいませんが，従ってばかりだと診療が思考停止に陥ってしまう恐れがあります．実際に，GUIDE-IT試験は，HFrEF患者を対象にガイドラインどおりに治療した場合のNT-proBNP値の変化を観察していますが，治療後90日でNT-proBNP値≦1,000 pg/mLに減少した"responder"は全体の約30％に限られ，かえってNT-proBNP値が増加してしまった例もそれなりに存在することを示しています (Januzzi JL Jr., et al：J Am Coll Cardiol 2019；**74**：1205-1217)．もちろんその増加は，心不全のもつ病勢そのものが原因かもしれませんが，もしかするとガイドラインどおりの治療がその患者に即していなかったということかもしれません．

● 同じように，ARNIも大規模臨床試験の成績に支えられているとはいえ，すべてのHFrEFでその効果を発揮するわけではありません．実際，PARADIGM-HFではサクビトリルスルバルタン (ARNI) 群，エナラプリル群それぞれで，ランダム化1ヵ月後のNT-proBNP値を登録時のものと比較し，その変化率の分布を次のように示しています．

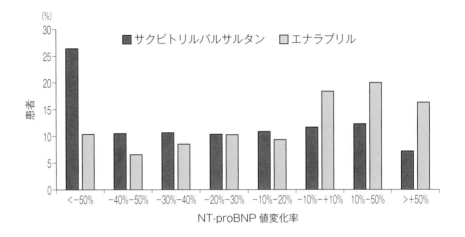

▶ PARADIGM-HFにおけるNT–proBNP値変化率の分布

(Zile MR, et al：J Am Coll Cardiol 2016；68：2425-2436より作図)

● 確かにARNI群では，NT–proBNP値が減少した患者が多い一方で，むしろ増加してしまった患者もいることがわかるでしょう．ARNIはすべてのHFrEF患者で有効性を発揮するわけではありません．NT–proBNP値でみる限り，おおよそ20％の患者で悪化，10％の患者で不変であることから，約70％の患者で有効であると考えるのが妥当です（ちなみにTRANSITIONでは，NT–proBNP ≦ 1,000 pg/mL，NT–proBNP低下率30％以上の両者を満たす患者は，投薬後2ヵ月半で約50％でした）．さらに，約25％の患者ではNT–proBNP値が半減するほど著効するsuper-responderが存在し，この患者群が平均値の変化に大きく貢献しているという点も見逃せません．

キーワードは，「ANP欠乏」と「ANP抵抗性」

● 「薬物療法とはそんなものだ」と思ってしまいがちですが，ARNIは，その薬理効果から考えて，そもそもよく効きやすい患者とほとんど効かない患者がいるはずなのです．それは，心不全患者の多様性に含まれる一つの側面，「ANP欠乏」と「ANP抵抗性」から説明されます．ARNIによって増加するANPが，もしある患者で相対的に欠乏していればARNIは著効するはずでしょう．一方，ANPに対して抵抗性のある患者であれば，ARNIは無効なはずです．

● これまで，心不全患者におけるANP動態にはあまり注目が集まりませんでした．心不全患者であれば，左室壁応力が増加するとともにNT-proBNP値（あるいはBNP値）が高値となるという単純な図式で理解されてきました．しかし，最近ANPとBNPを同時測定すると，心不全患者は実に多様だとわかってきています．HFrEFがほとんどを占める急性心不全患者112名で，両者を測定した結果が次の図です．74％の患者では想定どおり，ANP，BNP値ともに増加していますが，21％の患者でANP値が正常範囲内，5％の患者ではなんと両者とも正常範囲内であったということです．このことから，急性心不全患者でも約26％の患者ではANPが不足している状態と考えられますが，ARNIの著効例が占める数字との近似性を感じます．このような患者が，「ANP欠乏」であり，おそらくARNI super-responderの一部を占めるのでしょう．

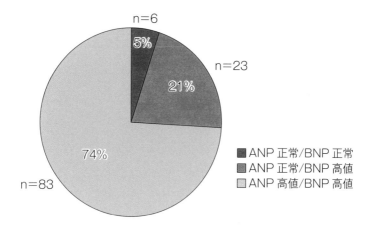

n=6

5%

n=23

21%

74%

n=83

- ANP 正常/BNP 正常
- ANP 正常/BNP 高値
- ANP 高値/BNP 高値

▶急性心不全患者におけるANP，BNP

(Reginauld SH, et al：JACC Heart Fail 2019；7：891-898より引用)

●日本からも興味深い報告がなされています．HFrEF，HFpEFに限らず急性心不全患者に対してhANPを投与し，投与後6時間の尿量を測定したところ，その反応はきわめて多様であったというものですが，血清ANPを測定し，そのANPとの関連性を観察したところが優れています．ANPの正常値は40〜50 pg/mL以下とされており，本研究でもANPが正常に近い患者が相当数いることがわかります（ANP 100 pg/mL以下の患者が約20％を占めています）．一方で，hANP投与による尿量は，おおよそ血清ANP値と逆相関関係にあることがわかりますが，その反応性の個体差が大きいでしょう．血清ANPが十分に分泌できている患者では，hANPの反応性がそれほど大きくないことは自明の理です．しかし，ANPが十分に分泌できていない患者で，必ずhANP投与に対して尿量が増加する，つまり反応性があるというわけではなさそうです．血清ANP

が不足しているにもかかわらず，hANPに対して反応しない患者，これが「ANP抵抗性」です．このような患者では，たとえARNI投与によってANPを増加させてもよい反応は得られないはずです．

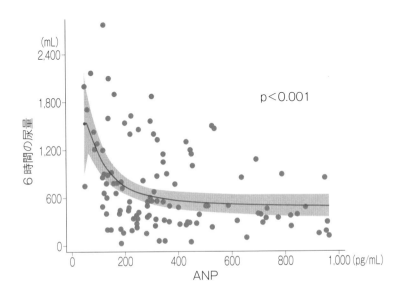

▶ 急性心不全患者における血清ANP値とhANP投与後6時間の尿量の関係

(Matsumoto S, et al：ESC Heart Fail 2020；7：4172-4181より引用)

● このような「ANP抵抗性」という病態が存在することは古くから知られていました．その原因はまだはっきりしていませんが，ANP受容体のdownregulation，ANP受容体以下の細胞内情報伝達系の異常，cGMPの分解亢進などさまざまな理由が考えられています．一般的に，心不全の状態が維持・悪化して，時間が経過すると「ANP抵抗性」になりやすいと考えられています．

エッセンス

ARNIは，「ANP欠乏」の患者で著効し，「ANP抵抗性」の患者では無効である．その他の患者では，適度に効くと考えるのが妥当であろう．

D ┃ ARNIの抗不整脈作用

● 心不全患者の死因の一つとして突然死は重要な位置を占めています．欧米，および日本のデータを示しておきましょう．2000年代の欧米では，心不全患者の死因の約1/3を突然死が占めていました．日本の現状とは異なると想定されていましたが，最近になり日本からの報告がなされています．それによれば，突然死は死因の約3％程度であり欧米とは大きく異なる数字のようです．欧米と日本で，ICD植込み適応に関する考え方が若干異なるのはこのような疫学的な差異によるものでしょう．頻度の違いはあるにせよ，突然死予防は，心不全管理における一つの重要な側面です．

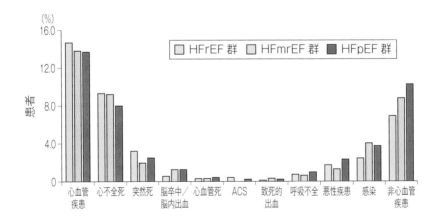

▶ 日本の心不全患者における死因

（Kitai T, et al：JAMA Network Open 2020；3：e204296より引用）

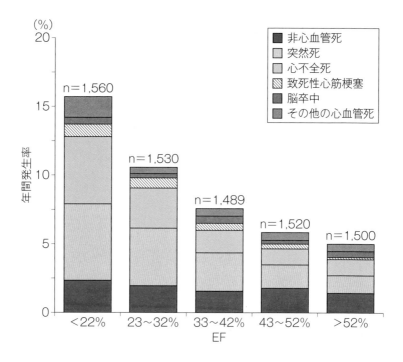

▶欧米における EF 別の死因内容

突然死は薄いグレー部分.

(Solomon SD, et al：Circulation 2005：112：3738-3744 より引用)

●PARADIGM-HF では，死因分析の結果から，心不全死と突然死の
頻度を治療薬別に解析しています．その結果を以下の図に示します
が，現在でも欧米では突然死の頻度が高く，心不全死を上回ってい
ることが特徴的です．そのうえで，サクビトリルバルサルタン
（ARNI）投与群ではエナラプリル群と比べて心不全死，突然死とも
に約20％減少していることがわかります．従来のガイドライン治
療を構成する RAS 抑制薬は β 遮断薬に比べて，突然死抑制効果に
乏しかったことを考えると，どちらかといえば RAS 抑制薬に近い
ARNI に，高い突然死予防効果があるのは意外でした．

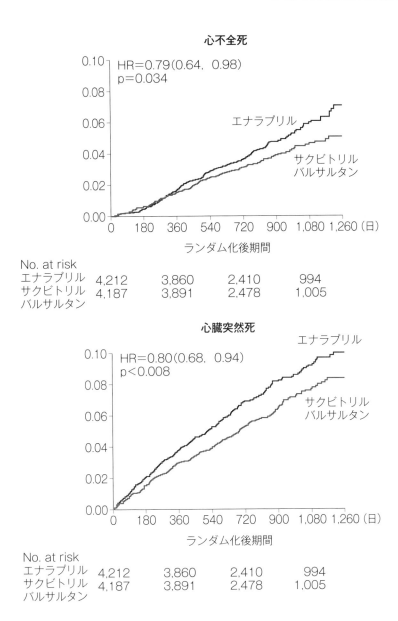

▶ PARADIGM-HFにおける心不全死と心臓突然死のKaplan-Meier
曲線

（Desai AS, et al：Eur Heart J 2015；36：1990-1997より引用）

● 心臓突然死のKaplan–Meier曲線に注目すると，両群における差は投与直後から観察され，ARNI投与初期には心不全死における差よりもむしろ大きくなっています．この時期にリバースリモデリングはまだ生じていないと考えられることから，ANPの利尿・血管拡張作用からもたらされた壁応力の減少がその原因と考えられます．つまり，ARNIは，初期には急性の壁応力の減少が不整脈のトリガーを減少することで，慢性期にはリバースリモデリングが不整脈の基質を修飾することで，心室頻拍や心室細動の発生を予防していると想定できるでしょう．

● ICD装着患者におけるARNIの効果も報告されるようになっています．まだ報告数は多くないものの，ARNI投与によりNT-proBNP値が減少するとともに，急性期から心室期外収縮数が減少し，1年間の観察期間におけるICD作動回数が減少するというものが多いようです．下図はその一例です．

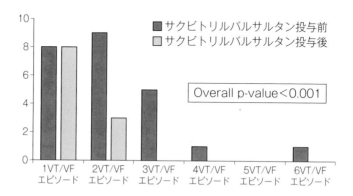

▶ ICD/CRT-D装着HFrEF患者151例に対するサクビトリルバルサルタン（ARNI）投与前後の1年間に記録されたVT/VFエピソード（縦軸は患者数）

作動回数の患者分布がARNI投与により左方にシフトしている．

(Martnes P, et al : Clin Res Cardiol 2019 : 108 : 1074-1082 より引用)

● 心不全で，突然死に次いで注目されている心房細動についての報告は，残念なことにほとんどありません．PARADIGM-HF では有害事象として，新規発症の心房細動（AF）発生数が報告されていますが，ARNI群，エナラプリル群で同等です．左房のリバースリモデリングが生じるなら当然心房細動の新規発症は減少するだろうと考えられますが，そのような結果にはなっていません．それ以外の報告では，ICD装着患者における発作性心房細動（PAF）の記録が減少したという報告がありますが（Russo V, et al：J Clin Med 2020；9：1111），あくまでも単なる観察事象として記載されるに留まっています．まだ理解しにくい状況ですが，①無症候性AFという課題，②responder と non-responder における違い，などが影響しているのかもしれないと考えています．

エッセンス

ARNIは，初期には左室伸展の軽減を，慢性期には左室リバースリモデリングを介して，心室頻拍・心室細動の発生を予防する．おしなべて，心臓突然死は約20％減少する．

E ARNIはポリファーマシー改善の一助となる

● PARADIGM-HFでは，サクビトリルバルサルタン（ARNI）はエナラプリルと比べ，すべての年齢層で一次評価項目（心血管死・心不全入院）を一貫して減少させています．心血管死，心不全入院，全死亡，それぞれの項目においても，年齢にかかわらず一貫したイベント抑制効果がみられていました．もちろん，本試験登録のため選ばれた高齢者というバイアスは働いているので，リアルワールドでの追試も今後必要になるでしょう．

● 高齢心不全患者では，どうしてもポリファーマシーになりやすいことは誰もが経験しているはずです．その点，今回のARNIは新しく加わるadd-on薬ではなく，RAS抑制薬を入れ替えるだけなので，薬剤数が増えないことは一つのメリットです．また，心不全が管理しやすくなれば利尿薬を減量でき，それによって服用薬剤数が減少する可能性もあります．それ以外にも，ARNIはポリファーマシーを改善させる可能性を秘めています．それは，ネプリライシン阻害が代謝系ペプチドを増加し，代謝面で好影響を及ぼすからです．

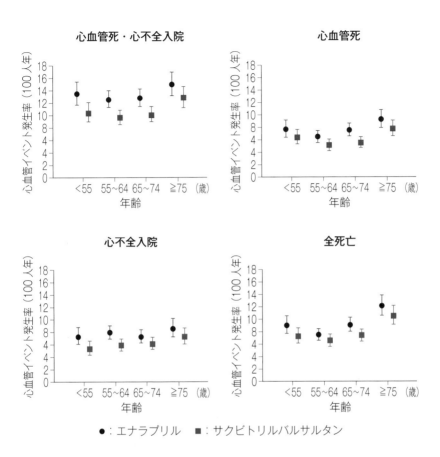

▶PARADIGM-HFの年齢別心血管イベント発生率

(Jhund PS, et al : Eur Heart J 2015 ; 36 : 2576-2584より引用)

一つ目は，糖代謝

● ネプリライシンはGLP-1というペプチドの分解を担っているため，
  ネプリライシン阻害によりGLP-1濃度が上昇することになります．
  糖尿病治療薬にGLP-1作動薬というジャンルがありますが，ARNI

はその程度の違いはあるものの，まさにこの糖尿病治療薬と同じ効果をもつことになります．また，同じくネプリライシン阻害によりブラジキニンが増加しますが，このペプチドが細胞への糖の取り込みやインスリン感受性の亢進をもたらすので，糖代謝にとってはさらに有利に働きます．実際に，PARADIGM-HFでは，ARNI投与群でエナラプリル群よりもHbA1cが有意に低下し，新規に糖尿病治療薬を処方される患者数が減少したことが報告されています．これらの効果は糖尿病治療薬の服用患者では減薬というメリットをもたらす可能性があると同時に，とくにGLP-1作動薬を用いている患者での低血糖に注意する必要があるかもしれません．

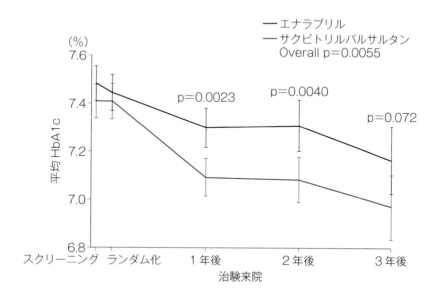

▶ PARADIGM-HFにおけるHbA1cの推移

(Seferovic JP, et al : Lancet Diabetes Endocrinol 2017 ; 5 : 333-340より引用)

二つ目は，尿酸代謝

● このメカニズムはまだ十分に判明していませんが，過去に開発された ネプリライシン阻害薬に腎臓からの尿酸排泄作用が認められているこ ることと関連している可能性があります．加えて，ARNIにより腎 機能が維持されやすいこと，心機能改善により利尿薬が減量される ことなど，さまざまな因子の関与があるかもしれません．結果的に， PARADIGM-HF（Mogensen UM, et al：Eur J Heart Fail 2018； **20**：514-522），PARAGON-HF（Selvaraj S, et al：Eur J Heart Fail 2020；**22**：2093-2101）ともに，エナラプリル群よりARNI 投与群で血清尿酸が低値で，かつ新規に尿酸降下薬を処方する割合 が有意に低下したことが報告されています．

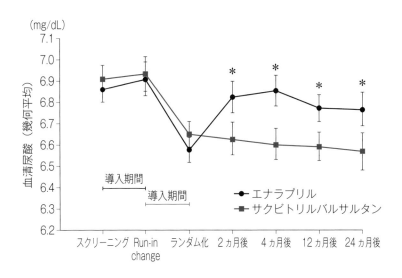

▶ PARADIGM-HFにおける血清尿酸の推移

(Mogensen UM, et al：Eur J Heart Fail 2018；**20**：514-522より引用)

エッセンス

■■■

ARNIは，ネプリライシン阻害がもつ多面性によって，糖代謝や尿酸代謝を改善し，ポリファーマシーの解消に一部役立つ可能性がある．

4

ARNIの使い方のコツ

A 複雑なARNIの薬物動態

- ARNIは通常の薬物とは異なり，ネプリライシン阻害薬とARBを1：1で結合させたものです．服用後速やかにこの結合が解かれ，ネプリライシン阻害薬であるサクビトリルとバルサルタンとなり，前者は活性体のサクビトリラートとなります．つまり，ARNIの薬物動態は，これら2種の薬物動態が加算されたものとなるため，単一薬物と同じ解釈をすることができません．

- まずARNI経口投与後のサクビトリラート，バルサルタンの血中濃度の推移をみておきます．エンレストインタビューフォームをみると，健康成人におけるそれぞれの半減期は13.4時間，12.1時間であり，1日2回の投与となっている理由がわかります．一方，両者の薬物代謝は大きく異なり，前者は60％が腎排泄，後者は10％が腎排泄です．したがって，腎機能によってそれぞれの半減期は異なってくると推測されますが，実際に反復投与では，腎機能低下患者におけるサクビトリラートのAUCは2倍から3倍に増加するのに対し，バルサルタンのAUC増加は1.4倍以下に留まります．つまり，

この薬剤は，患者の腎機能によってネプリライシン阻害薬とAT1受容体阻害薬の薬物濃度比が異なる薬物であると解釈できます．

サクビトリルバルサルタン200 mgまたは400 mgを単回経口投与したときのサクビトリラート血漿中濃度推移（空腹時）

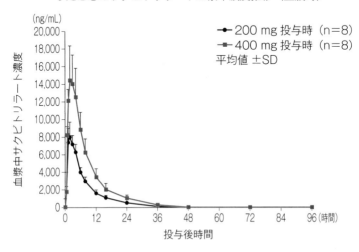

サクビトリルバルサルタン200 mgまたは400 mgを単回経口投与したときのバルサルタン血漿中濃度推移（空腹時）

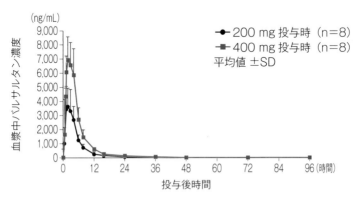

▶ サクビトリルバルサルタン服用後のサクビトリラート，バルサルタンの血中濃度推移

(医薬品インタビューフォーム，エンレスト錠50 mg，エンレスト錠100 mg，エンレスト錠200 mg，ノバルティスファーマ，2020年8月改訂(第2版)より引用)

●各患者における薬物血中濃度の予測が困難であることに加えて，さらに薬効を複雑にするもう一つの要因があります．それは，サクビトリラートはネプリライシンという酵素の阻害薬であることです．酵素であるネプリライシンの主体は膜結合型で，当然個人差があるはずです．さらに，そもそも，分泌されているANP濃度が個人によりさまざまであり，それを分解するネプリライシン濃度もさまざまであれば，それを阻害することによってどの程度ANPが増加するかをあらかじめ推定することはできないでしょう．さらに，ネプリライシン阻害によりアンジオテンシンII濃度が上昇するため，バルサルタンの効果もこれまで使用してきた感覚とは異なるはずです．理論的には，投与されたバルサルタンの薬効は，増加したアンジオテンシンIIで一部キャンセルされるはずです．もちろん，本薬物はこれまでの臨床試験の成績や海外での臨床経験が積み重ねられてきており，まったく予想不能というわけではありませんが，日本人における経験は積んでいく必要があると考えています．

エッセンス

ARNIは，これまで多くの薬物で用いられてきた単純な薬物動態，薬力学で対処できない複雑性を有する．患者それぞれで，サクビトリラートの薬物濃度が多様なだけでなく，酵素阻害であるがゆえに，各個人の基質量や酵素量によって薬効に個人差が大きいことに注意する．

B ░ ARNIの投薬方法と効果判定

投薬の指標は収縮期血圧

● 薬理学的に各患者における薬効が予測しづらいとなると，どのように投薬すればよいか不安になりますが，そこは思いきって開き直ったほうが楽だと思います．投薬した反応をみて投薬量を決めていくという，各患者に沿ったテーラーメイド投薬に徹するわけです．薬理学的に最も早く鋭敏に反応し，最も副作用に関連し，最も簡単な指標といえば，収縮期血圧でしょう．実際，PIONEER-HF試験での投薬方法をみると，まさしくそのとおりとなっています．

● このようなダイアグラムをみながら，投薬量を決めていくのは煩雑です．そこで，もっと単純にこの図を理解すると，投薬後の収縮期血圧100〜120 mmHgを目標として，「この範囲から上にあれば増量，この範囲内にあれば維持か増量，この範囲より下にあれば我慢」という構図であることがわかります．個人によって投薬量が大きく異なる薬物の代表であるワルファリンを思い出してください．PT-INR 1.6〜2.6を目標として，測定したPT-INRをみながらワルファリンの投与量を調整しているはずです．ARNIもまさしくこのワルファリンと同じ感覚で用いれば，その複雑な薬物動態や薬力学を考えなくてよいようになるだろうと感じています．現在の自分の感覚では，120 mmHg以上は増量，100〜120 mmHgは維持，100 mmHg未満は減量（この場合，添付文書に記載されている内用

量より少なくなってしまう場合もあります）です．

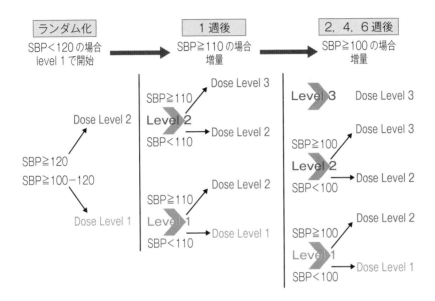

▶ PIONEER-HFにおける投薬方法

収縮期血圧に応じて，用量を増量させるという方法を用いている．Dose Level 1はサクビトリルバルサルタン 50 mg 1日2回，Level 2 は 100 mg 1日2回，Level 3 は 200 mg 1日2回を示す．

(Berg DD, et al：JACC Heart Fail 2020；8：834-843 より引用)

● 参考までに，PIONEER-HFにおける用量の推移を示します．あくまでも欧米における成績であり，今後日本人における成績を集積していく必要があるでしょう．

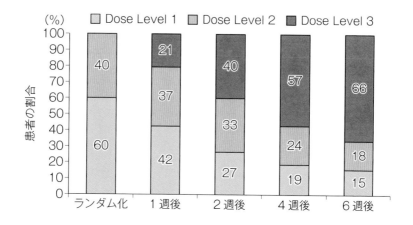

▶ PIONEER-HFにおける1週間ごとのARNI用量推移（入院患者）

Dose Level 1はサクビトリルバルサルタン 50 mg 1日2回，Level 2は100 mg 1日2回，Level 3は200 mg 1日2回を示す.
(Berg DD, et al：JACC Heart Fail 2020；8：834-843より引用)

効果判定はNT-proBNPかBNPで

● 投薬後の効果判定は何を指標に行えばよいでしょう．理想的には，ARNI投与後ANPが増加し，その作用の結果である尿中cyclic GMPの上昇が確認できればよいですが，煩雑であると同時に簡単に測定できるものでもありません．臨床現場では，そのような効果を総体的に反映するNT-proBNPがよいでしょう．実際，PIONEER-HFではARNI投与後わずか1週間でNT-proBNPが有意に低下していました．ただ，多くの病院ではNT-proBNPではなく，BNPが採用されているかもしれません．心臓血管研究所付属病院でもながらくBNPが用いられ，BNP値に対する経験的な感性が備わっているため，ARNIを用いるためにその患者だけNT-proBNPで判定することは，臨床現場での管理を難しくしてしまいます．

● ARNIの効果をBNPで評価することにためらいを覚えるのは，ネプリライシン阻害効果がBNPを増加させてしまうことを知っているからです．実際に，PARADIGM-HFでは下図のような奇妙なNT-proBNP，BNPの推移が示されています．この研究ではそれぞれ4〜6週間のエナラプリル，次にARNIが投与され（run-in phase），忍容性が確認されてから，初めてランダム化されています．NT-proBNPの推移をみると，きわめて理解しやすく，ARNI投与中はエナラプリル投与中より一貫してNT-proBNPが低く，評価しやすいバイオマーカーとなっていることがわかるでしょう．一方で，BNPはARNIによる分解阻害の影響でその逆の関係になっており，一見して評価するに堪えないバイオマーカーであるようにみえてしまいます．

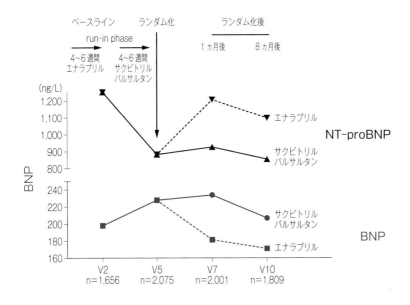

▶ PARADIGM-HFにおけるNT-proBNP，BNPの時間的推移

(Myhre PL, et al：J Am Coll Cardiol 2019；73：1264-1272より引用)

●しかし，この図はあくまでも平均をみたものです．効果のあった患者となかった患者を合わせた平均は，薬物自体の効果に関する評価に向いていますが，各患者での個別的評価とは異なる側面を強調してしまうことになりがちです．次図は，ARNI投与群において，run-in phase前とランダム化1ヵ月後のNT-proBNP，BNP値の変化をみたものです．両者を比較すると，NT-proBNPの分布に比べてBNPの分布は若干右にシフトしています．これはネプリライシン阻害による影響でしょう．しかし，個別にみてみればBNPが低下した患者も多数いることがわかるはずです．そして，BNPが低下した患者では，一次評価項目の発生率が低下していることもわかります．このようなことから，結論的にいえば，NT-proBNPだけではなくBNPでも臨床評価は十分にできると考えています．ARNI投与前のBNPと同等か，もしくは低下していれば，その患者ではARNIのよい臨床効果が発現していると評価します．逆に，増加していればその患者はARNIには適していないと判定しています．ARNI投薬前よりBNPが増加している患者では，その後のイベント発生率が高いことからARNIを中止して，それまで服用していたRAS抑制薬に戻すこともよい選択だと思っています．重要なことは，その評価が投薬後すぐ急性期にできてしまうことです．これはARNIの，薬としての大きなアドバンテージでしょう．

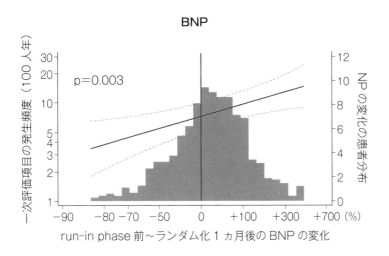

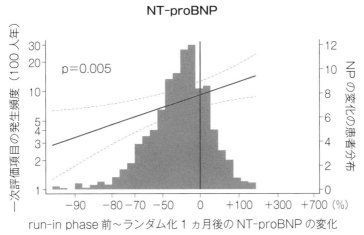

▶ PARADIGM-HFにおけるrun-in phase前とランダム化1ヵ月後のBNP，NT-proBNPの変化を横軸に患者分布をみたもの（棒グラフ，右縦軸）

線グラフは一時評価項目の発生頻度を表している（左縦軸）．
(Myhre PL, et al：J Am Coll Cardiol 2019；73：1264-1272より引用)

エッセンス

ARNIの投薬方法，評価方法は簡単．収縮期血圧100～120 mmHgをターゲットとして投薬量の調節を行い，用量が調節できた時点のNT-proBNP，もしくはBNP値で効果判定を行う．判定に用いるのは，NT-proBNP，BNPのどちらでも構わない．

C ARNIの効果を実感するために

● ここまで読んで，ARNIを試してみようという気が起きたでしょうか？ 私も外来患者に初めて用いたときは，少々不安な気持ちをもちながらこわごわ処方していましたが，今ではかなり自信をもって処方できるようになりました．そして，super-responderに出会うと，この薬物に対する印象はかなり変わると思っています．

● しかし，欧米とは異なり，日本ではまだようやく使い始めの時期にあたっているので，十分に注意しながら使用することが肝要です．そこで思い出すのが，2011年以降続々と使用可能となった直接作用型抗凝固薬(DOAC)のことです．安易に使用を広げれば，必ず想定以上の副作用に見舞われることになります．まずは，ゆっくり少数例に用いながら，この薬物に対する感性を高めていくことが必要でしょう．

ARNI導入に適した患者とは

● では，どのような患者に用いてARNIの薬効を実感すればよいでしょうか？ これも，ワルファリンからDOACへの切り替えを思い出してもらえばよいと思います．ワルファリンを服用している多くの患者でいきなりいっせいにDOACに切り替えたわけではないでしょう．何らかの理由でワルファリン服用に支障がある，あるいは困っている(食事制限，PT-INRの不安定性，薬物相互作用など)患

者を選んで，その少数例に対してよく観察しながらDOACに切り替えてみるということを行ったのではないでしょうか？ もしかすると，十分に観察できる入院例から切り替えてみたということもあるかもしれません．一方で，超高齢者の例外的な患者から切り替えてみたということはほとんどないでしょう．

●私は，ARNIも，DOAC導入当初とまったく同じ態度で使用を開始しました．よい候補となるのは，次のような例だと思っています．

①慢性心不全の経過中に，心不全が悪化し，入院となった例：
これまでと同じ基礎治療薬で利尿薬の増量だけを行っても，やがてまた同じことの繰り返しになることは目にみえています．何かを変えなければと考えたとき，ARNIはよい候補です．入院例であれば，副作用のモニタリングも容易です．

②外来経過中にBNPが緩徐に増加した例：
症状の悪化はみられないものの，外来担当医としては何かしなければと思います．塩分制限，ライフスタイルの是正など指導してもたかが知れていることは経験済みです．そのような場合に，ARNIはよい候補です．バイオマーカーの変化も目にみえてわかるので，患者のモチベーションにもつながります．

ARNI導入を控えたい患者とは

●逆に，現状ではまだARNIを導入しないほうが無難かもしれないと考えるのは，すべての薬物療法に共通するかもしれない，例外者，outlierです．大規模臨床試験は，厳格な登録基準に沿っている患者に限られ，outlierは含まれていません．具体的には，超高齢者，

予後不良の重症心不全，CCr＜30 mL/分の重度腎機能低下患者，極端なポリファーマシーの患者などです．ARNIの薬効から考えれば，収縮期血圧 100 mmHg 以下の患者でも用いることはないでしょう．

エッセンス　■■■

① 的の中心から用いて，outlierには絶対に用いない
② 現状の治療で困っている患者を対象とする
③ 一人ずつ用いて，複数例に同時多発的に用いない

これが，ARNIの経験を積むまでの私の基本方針である．数年後には，この基本方針を守らなくても，ずっとうまくこの薬物を使いこなせるだろうと想像している．

第 2 章

SGLT2阻害薬

SGLT2阻害薬とはどんな薬?

- SGLTは sodium glucose co-transporter(ナトリウム・グルコース
共役輸送体)とよばれるタンパクで,ナトリウムやグルコースを細
胞外から細胞内に取り込む役割を担っています.SGLTには6種類
のサブタイプが存在し,体内における分布が異なります.このうち
SGLT2は腎臓の近位尿細管に発現しているタンパクで,糸球体か
ら尿細管に濾過されるナトリウムとグルコースを尿細管腔から尿細
管細胞へ取り込む,つまり再吸収を行う膜タンパクです.なお,
SGLT2は心臓にはほぼ存在しないと考えられています.

▶ SGLTのタイプ別の分布と機能

SGLTのタイプ	主な分布	機能(輸送)
SGLT 1	小腸,心臓,気管,腎臓(S3)	Na,グルコース,ガラクトース
SGLT 2	腎臓(S1,S2)	Na,グルコース
SGLT 3	小腸,子宮,肺,甲状腺,精巣	Na
SGLT 4	小腸,腎臓,肝臓,胃,肺	グルコース,マンノース
SGLT 5	腎臓	不明
SGLT 6	脊髄,腎臓,脳,小腸	ミオイノシトール,グルコース

(Shiji PV, et al : BMH Med J 2015 ; 2 : 97-101 より引用)

- このSGLTを阻害する物質は1835年にすでに発見され,フロリジ
ンとよばれていましたが,実験動物にこのフロリジンを投与すると

尿に糖が検出されるようになることから，むしろ有害性物質として認識されていたようです．しかし，遺伝性腎性糖尿の遺伝子異常がSGLTにあること，フロリジンによる尿糖はこのSGLTの阻害作用によるものであること，SGLT阻害によりむしろインスリン抵抗性が改善すること，糖尿病患者ではこのSGLT活性が上昇していることなどが報告されると，一気に薬物開発の標的となりました．SGLTを阻害することにより，尿に糖を排出させ，同時にインスリン抵抗性を改善するという新しい戦略が，糖尿病治療として期待されたわけです．

● フロリジンは，リンゴの根の樹皮から抽出された配糖体（糖にグルコシド結合を介してさまざまな分子が結合したもの）の一種です．植物から抽出された配糖体は数多いのですが，そのなかには薬理作用以外に色素や芳香性などをもつものもあり，現代の日常生活においてもよく用いられています．ジギタリスの葉から抽出されたジギトキシンもこのような配糖体の一つです．

● フロリジンは，環状の糖にフロレチンが結合した物質です．SGLTに対して，このフロリジンはあたかもグルコースのようにふるまい，その結果このイオントランスポーターの孔に引っかかる形で，その機能を阻害するものと考えられています．このようなことから，このフロリジンの構造をもとに，数多くの候補物質が探索されました．現在臨床現場で用いられている薬物の構造は，すべてこのフロリジンに類似し，環状の糖にグルコシド結合でさまざまな分子がくっついた形をしています．

フロリジン

ダパグリフロジン
（フォシーガ：C-グルコシド）

カナグリフロジン
（Invokana：C-グルコシド）

エンパグリフロジン
（ジャディアンス：C-グルコシド）

▶ フロリジン，代表的なSGLT2阻害薬（ダパグリフロジン，カナグリフロジン，エンパグリフロジン）の構造

(Choi CI：Molecules 2016；21：1136より引用)

● フロリジンそのものは，経口投与の効率性が悪いだけでなく，SGLT1に対する作用が消化器症状を招く恐れがあったため，腎臓により特異的に作用することを目標にSGLT2選択性を高めた薬物開発が進みました．その経緯からわかるように，現在利用可能なSGLT2阻害薬はいずれも，腎臓にのみ存在するSGLT2への選択性がきわめて高い薬物ばかりです．加えて，吸収された薬物の腎臓への集積度が高いことも知られています．

▶ 各種 SGLT2 阻害薬の SGLT2 選択性

SGLT阻害薬	IC$_{50}$ for SGLT1 (nM)	IC$_{50}$ for SGLT2 (nM)	選択性 (SGLT2 vs. SGLT1)
エンパグリフロジン	8,300	3.1	～2,680
ダパグリフロジン	1,400	1.2	～1,200
カナグリフロジン	710	2.7	～260
エルツグリフロジン	1,960	0.87	～2,250
ソタグリフロジン	36	1.8	～20
トホグリフロジン	12,000	6.4	～1,875
ルセオグリフロジン	3,990	2.3	～1,730
イプラグリフロジン	3,000	5.3	～560
フロリジン	290	21	～10

IC$_{50}$：50％阻害濃度

(Zeng Q, et al：Front Cardiovasc Med 2021；8：636152より引用)

●SGLT2は，腎臓の近位尿細管に存在し，糸球体から尿細管に濾過される一日約180gのグルコースの約90％を再吸収する役割を担い，この再吸収にはナトリウムの再吸収を伴います．実際に，SGLT2阻害薬は，尿への糖排泄増加を介してHbA1cや体重の減少を，副次的に生じるNa排泄増加を介して血圧低下を生じさせます．だからこそ，糖尿病に対する薬物として開発，承認されたわけですが，なぜ今になって心不全患者にも適応が広がったか，それがこの薬物のもつ不思議さでもあります．

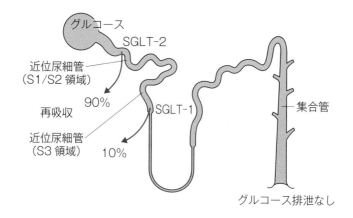

▶ SGLT2の局在と機能

(Chakravarthi MR, et al：Hypertens J 2017；**3**：154-160より引用)

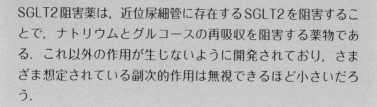

エッセンス

SGLT2阻害薬は，近位尿細管に存在するSGLT2を阻害することで，ナトリウムとグルコースの再吸収を阻害する薬物である．これ以外の作用が生じないように開発されており，さまざま想定されている副次的作用は無視できるほど小さいだろう．

2

SGLT2阻害薬を用いた
大規模臨床試験

● 開発の経緯からわかるように，SGLT2阻害薬は当初糖尿病患者を
対象に数多くの臨床試験が計画され，実施されています．その結果
をもとに，現在まで六つのSGLT2阻害薬が糖尿病治療薬として承
認されました．これらの試験は，糖尿病患者で，3 point MACE
(major adverse cardiac event：非致死性脳卒中，非致死性心筋梗
塞，心血管死亡)の増加がないことを立証するためのものでしたが，
ほぼ一貫して予想外の事実が観察されました．SGLT2阻害薬を服
用した糖尿病患者で，心不全入院や心不全死が統計学的に有意に減
少したばかりでなく，その減少した割合が3 point MACEを上回る
ものだったということです．ただし，当時はもちろんこの評価項目
は一次評価項目でないために，偶然の産物という可能性が残されて
いました．

● そこで，これらの観察事象をもとに，糖尿病の有無にかかわらず，
心不全患者を対象として心不全関連イベントを一次評価項目とする
臨床試験が計画されます．六つあるSGLT2阻害薬のうち，ダパグ
リフロジン，エンパグリフロジンの二つの阻害薬について大規模臨
床試験が施行されました．

● DAPA-HFは，EF40％以下のHFrEF患者を対象に，一次評価項目

を心不全悪化（心不全入院，静注利尿薬を必要とする緊急の外来受診）と心血管死の複合エンドポイントとしてダパグリフロジン10 mg/日の効果を検証したものです．その結果，ダパグリフロジンの投与は一次評価項目を約25％，心不全入院を約30％，心血管死亡を約20％有意に減少させました．HbA1cや体重がダパグリフロジン投与群で有意に減少していたのはもちろんのこと，NT-proBNPが有意に減少したほか，ヘマトクリットの増加なども同時に確認されています．有害事象，ならびに有害事象による試験中止の発生頻度は両群で差がありませんでした．

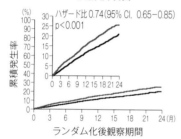

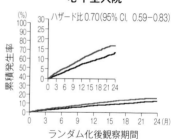

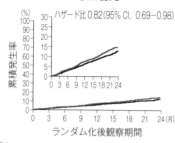

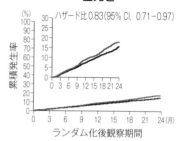

▶ DAPA-HF試験の主要結果

（McMurray JJV, et al：N Engl J Med 2019；**381**：1995-2008より引用）

● このDAPA-HF試験のサブグループ解析では，糖尿病の有無，年齢，性，EF，腎機能，ベースラインのNT-proBNP値，心房細動の有無などほぼすべてのサブグループで一貫して同様の心不全抑制効果がみられています．その例として，EF別，ならびにeGFR別のハザード比を示す図を提示しておきます．EFがきわめて低い患者ではその効果が弱くなることはすべての薬物に共通だろうと理解できますが，eGFRのきわめて低い患者でその効果がむしろ増強しているようにみえてしまうことが印象的です．

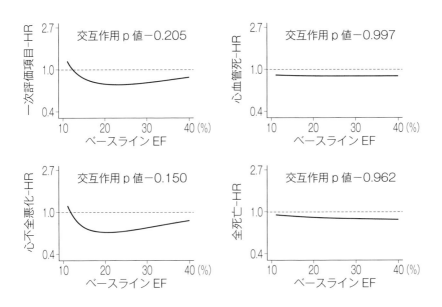

▶ EFを横軸として，一次評価項目(左上)，心不全悪化(左下)，心血管死亡(右上)，全死亡(右下)におけるダパグリフロジン投与群の偽薬群に対するハザード比

(Dewan P, et al : Eur J Heart Fail 2020 ; 22 : 1247-1258より引用)

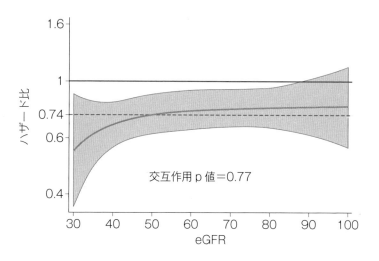

▶一次評価項目におけるダパグリフロジン投与群の偽薬群に対するハザード比

(Jhund PS, et al：Circulation 2021；143：298-309より引用)

●EMPEROR-Reduced試験は，同様にEF40％以下のHFrEF患者を対象に，一次評価項目を心不全入院と心血管死の複合エンドポイントとしてエンパグリフロジン10 mg/日の効果を検証したものです．その結果，エンパグリフロジンの投与は一次評価項目を約25％，心不全入院を約30％，心血管死亡を約10％有意に減少させました．HbA1c，体重，NT-proBNPの有意な減少のほか，ヘマトクリットの増加なども同様に確認されています．DAPA-HFと類似した結果であることから，HFrEF患者に対するSGLT2阻害薬の効果は，クラスエフェクトであるといってよいでしょう．なお，本試験は発表されてからまだまもなく，サブグループ解析に関する論文は多くは発表されていませんが，本論文で示されたフォレストプロットでは，ほぼすべてのサブグループで一貫した結果が示されています．

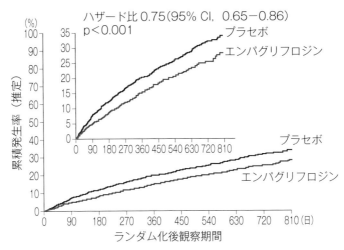

▶EMPEROR-Reduced試験における一次評価項目の発生

(Packer M, et al：N Engl J Med 2020；**383**：1413-1424より引用)

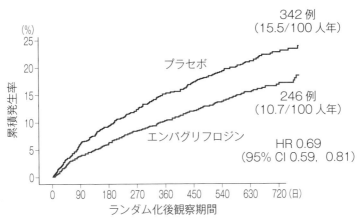

▶EMPEROR-Reduced試験における心不全入院の発生

(Packer M, et al：N Engl J Med 2020；**383**：1413-1424より引用)

69

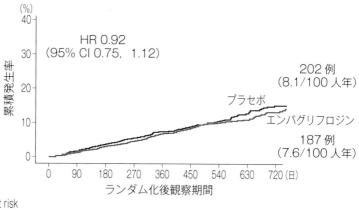

▶EMPEROR-Reduced試験における心血管死亡の発生

(Packer M, et al：N Engl J Med 2020；383：1413-1424より引用)

● 両試験で注目してほしいのは，複合エンドポイントの減少はもちろんですが，その構成要素である心不全入院，心血管死亡のKaplan–Meier曲線です．両試験ともに，心不全入院についてはランダム化直後から両群間に差が観察されますが，心血管死亡は半年ほど遅れてやっとその差が見てとれるようになることです．ARNIを用いたPARADIGM–HF試験とは，この点が異なっています．

● なお，両薬剤ともに，HFpEF患者に対する臨床試験が現在行われていますが，現時点でその結果は公表されていません．

エッセンス

SGLT2阻害薬のダパグリフロジン，エンパグリフロジンは，HFrEF患者に対して心不全を改善する効果を有し，その効果はクラスエフェクトと想定される．投与初期から心不全入院が減少するが，心血管死亡の減少はそれより半年ほど遅れて観察される．

3

SGLT2阻害薬はどのようにして効く？

A | SGLT2阻害薬の効果に関わるメカニズムを複雑に考える必要があるか？

●糖尿病治療薬として開発されたSGLT2阻害薬が，糖尿病の有無に関わらず心不全患者における予後を改善したという事実は，誰にとっても"なぜ?"という気持ちを起こさせるでしょう．実際，糖尿病患者を対象とした大規模臨床試験で心不全が減少することが報告されてから，そのメカニズムに関するさまざまな仮説が提唱されてきました．

●あまりに仮説の数が多すぎて，それを整理することも難しく感じるくらいですが，ある総説にそれらを図として提示したものを見つけたので紹介しておきます．細かなことは論じませんが，これだけ並べられてしまうと，心不全患者の体内で作動しているメカニズムはおそらくこのなかに含まれているのだろうなとは感じます．

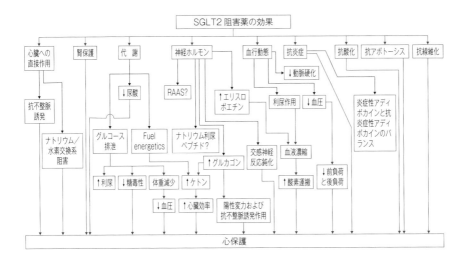

▶ SGLT2阻害薬が心不全を改善するメカニズムに関する仮説

(Rotkvić PG, et al：World J Diabetes 2020；11：269-279より引用)

● しかし，さまざまなプロセスがあるだろうという想定は，臨床現場であまり役立たないものです．細かなことはさておき，大まかでもそのメカニズムが把握できていなければ，どのような患者にどのように用いればよいかという判断ができなくなるからです．「なにはともあれ，効くはずだ」という信念だけでは，難しい症例ほど迷いが生じやすくなります．経営学者のP.F.ドラッカーは，「正しい結果を与えてくれる最も簡単な分析は何かが，問われなければならない」と書いています．あるいは，ソクラテスは，「賢者は複雑なことをシンプルに考える」といっています．

● 心不全，あるいは糖尿病領域の専門家でもなく，また賢者でもない自分が書くことは，むしろ事態を混乱させるだけかもしれないと思

いつつ，本書では自分の考え方をまったく違う視点から示してみます．その視点は，「SGLT2阻害薬は，腎臓に対してのみその薬効をもつ以上，すべてのアウトカムはその腎臓を介するものであるはずだ」という考え方です．

●糖尿病患者に対するSGLT2阻害薬の効果を振り返っておきます．エンパグリフロジン，カナグリフロジン，ダパグリフロジンを用いた三つの大規模臨床試験（EMPA-REG OUTCOME，CANVAS，DECLAIRE-TIMI 58）における，偽薬群を対照とした3 point MACEおよび心不全入院のハザード比を示します．対象患者の背景は三つの試験で異なるので，各試験間で単純比較することに意味はありませんが，SGLT2阻害薬を全体としてみたときに，一つの傾向が浮かび上がります．「心不全におけるリスク低下が最も大きく，それに次いで非致死性心筋梗塞が減少するものの，非致死性脳卒中ではほとんどリスク低下がみられない」という事実です．心血管死亡は，心不全のリスク低下に引っぱられる形でリスク軽減がみられています．この三つの臨床試験をメタ分析した結果，心不全のリスク低下率，心不全と心血管死亡のリスク低下率はそれぞれ32％，24％でした．そして，心不全を対象としたDAPA-HFではそれぞれ30％，26％，EMPEROR-Reducedでは30％，25％とほとんど同一だったのです．

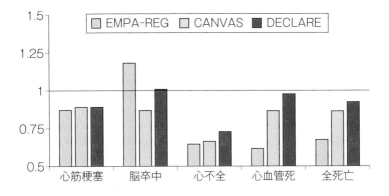

▶ 糖尿病患者を対象としたSGLT2阻害薬の大規模臨床試験における評価項目別ハザード比（対照は偽薬群）

● ここからみえてくることは，SGLT2阻害薬は，対象となる患者の背景に関わらず心不全を約30％，次に心血管死亡を約25％，非致死性心筋梗塞を約10％減少させるものの，脳卒中はほぼ予防しない薬物として位置づけられるだろうということです．心不全患者を対象としたDAPA-HF，EMPEROR-Reducedは，このようなSGLT2阻害効果のうち心不全だけに注目した試験結果といえるでしょう．そして，この心不全＞心筋梗塞＞脳卒中というリスク低下率の順序が"みそ"です．

● 慢性腎臓病（CKD）の概念が広まり，eGFRが低下するにつれて，さまざまな心血管病の発症頻度が上昇することがよく知られるようになりましたが，各疾患がどのようにeGFRに依存して発症するのかについてはまだ一般的に知られていないようです．そこで，eGFR別に疾患発生頻度を示してみます．これは，一般住民におけるeGFR別の疾患発症頻度を調整ハザード比で示したものです．よく

みれば四つの疾患発生の違いがわかりますが，さらによくわかるように eGFR が 60 から 30 mL/ 分 /1.73 m^2 に低下したときの発生頻度の上昇を矢印で示しました．eGFR が低下すると，心不全＞心筋梗塞＞脳卒中の順序で発生頻度が上昇し，心血管死亡は心不全に引っぱられるようにして増加します．この効果は，SGLT2 阻害薬が 3 point MACE および心不全に与えた影響の真逆であることにすぐ気がつくでしょう．

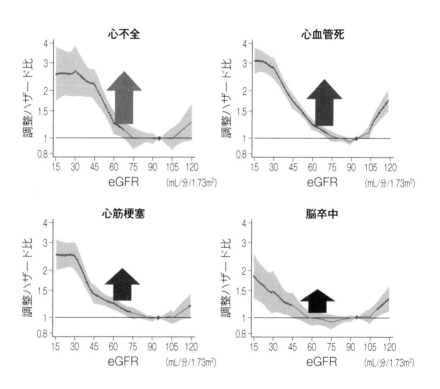

▶一般人コホートを対象に eGFR 別の疾患発生頻度を調整ハザード比で示したもの

(Matsushita K, et al：Lancet Diabetes Endocrinol 2015；3：514-525 より引用)

●同じことが，eGFRの年間低下速度と疾患発生頻度の関係でも示されています．eGFRを経時的に観察した一般成人を対象に，ベースラインから25％の変化を閾値として，eGFRの変化を著減，微減，安定，微増，著増の5群に分け，疾患発生頻度を表した図です．ここでもeGFR年間低下速度が増加すると，心不全＞心筋梗塞＞脳卒中の順序でその発生頻度が上昇しています．

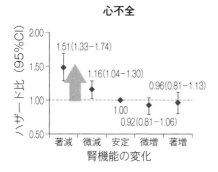

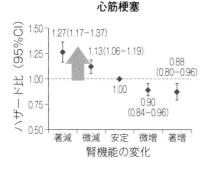

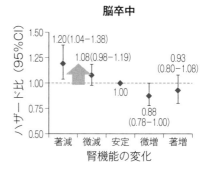

▶ eGFRの変化度と心不全・心筋梗塞・脳卒中の発生頻度ハザード比

(Turin TC, et al：J Am Heart Assoc 2014；3：e000997より引用)

● 心不全に関して，もう少しその発生頻度をつぶさにみてみましょう．次の図は，年間eGFR変化量を横軸に，心不全発症頻度のハザード比を縦軸に示したものです．通常，年間eGFR低下速度は平均して1 mL/分/1.73 m^{2}とされています．eGFRの年間低下速度が1から3 mL/分/1.73 m^{2}に増加すると，約30％の心不全発症率の上昇がみられることがわかります．

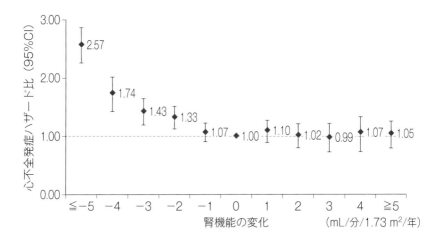

▶ 一般人集団における年間eGFR低下速度と心不全発症ハザード比

(Turin TC, et al：Int J Cardiol 2016；**202**：657-665より引用)

● eGFRの年間低下速度を減少させることができれば，その結果とし
て心不全＞心筋梗塞＞脳卒中の順序で発生頻度が低下します．そし
て，心不全に限れば，その年間低下速度がたとえば，2（3）から
1 mL/分/1.73 m^{2}に減少すれば，心不全の発生頻度は約20（30）％
低下することが見込まれます．これは，どの薬物によるかというよ
り，むしろ生体に備わる心腎連関そのものが示している数字です．

● それでは，DAPA-HF，EMPEROR-Reducedにおける，eGFR低
下速度を示してみます．上図がDAPA-HF，下図がEMPER-
OR-Reducedの結果です．eGFR年間低下速度の計算は，投与初期
を除いて行われていますが，その結果は図に示すとおりです．どち
らの試験でも，SGLT2阻害薬投与によりeGFR年間低下速度が減
少し，その程度は1.7〜1.8 mL/分/1.73 m^{2}です．そして，心腎
連関という生体内現象は，このeGFR低下速度の減少に対して20〜
30％程度の心不全発症頻度の低下を見込むことになるでしょう．
そして，この数字はDAPA-HF，EMPEROR-Reducedというエビ
デンスが示す心不全低下率と一致しています．

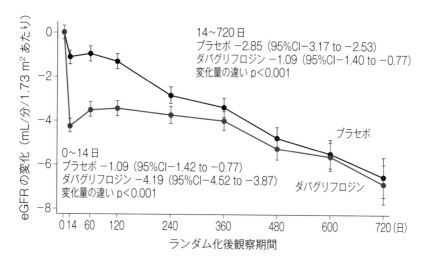

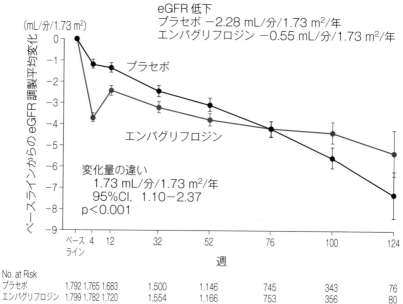

▶DAPA-HF（上図），EMPEROR-Reduced（下図）におけるSGLT2阻害薬と偽薬群のeGFR推移

（上：Jhund PS, et al：Circulation 2021；**143**：298-309，下：Packer M, et al：N Engl J Med 2020；**383**：1413-1424より引用）

● 私が考えるSGLT2阻害薬による心不全のリスク低減は，このように
シンプルなものです．「SGLT2阻害薬は，その標的臓器である腎
臓に働き，腎機能の低下速度を軽減し，それによる心腎連関の結果
として心不全のリスクが約30％低下する」というものです．なお，
SGLT2阻害薬の心臓に対する直接作用はほぼないものと考えてい
ます．それは，SGLT2阻害薬の投与を行っても，約3ヵ月間は
NT-proBNP値がびくともしないことが報告されているからです
(Nassif ME, et al : Circulation 2019 ; **140** : 1463-1476).

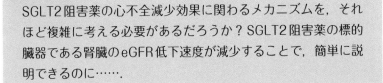

エッセンス

SGLT2阻害薬の心不全減少効果に関わるメカニズムを，それ
ほど複雑に考える必要があるだろうか？SGLT2阻害薬の標的
臓器である腎臓のeGFR低下速度が減少することで，簡単に説
明できるのに……．

B 尿細管糸球体フィードバックとは何か？

● SGLT2阻害薬が心不全患者の予後を改善するというエビデンスは，おそらくこの薬剤のもつeGFR低下速度軽減作用，つまり腎保護作用を介したものです．次の課題は，SGLT2阻害薬はどのようにして，腎機能を保護するのかということでしょう．

● この課題について，よく持ち出される概念が，尿細管糸球体フィードバック（tubuloglomerular feedback：TGF）です．糖尿病患者の腎臓では，糸球体の濾過過剰（hyperfiltration）が生じて微量アルブミン尿を生じている，と聞いたことがある人は多いと思います．この糖尿病腎におけるhyperfiltrationのメカニズムは十分に解明されていませんが，そのなかで大きな役割を演じているのが，このTGFです．

● 一つの糸球体から出発した尿細管は，Henle係蹄の太い上行脚の終末部で再び糸球体に戻る走行をしていますが，ここで糸球体の輸入細動脈に接することになります．この部位にあるマクラデンサ細胞は，尿細管のNaCl濃度を感知し，その情報を輸入細動脈に伝達（フィードバック）しており，この機構をTGFとよんでいます（次図A）．Henle係蹄は，生物が完全に陸生化した鳥類から観察することができます．陸生化に伴い，NaClの排泄をより厳格に行わないと生命を維持でないことから用意された機構なのでしょう．尿細管のNaCl濃度が低くなりすぎると，GFRが低下したと理解し，輸入細

動脈を拡張して糸球体濾過量を増加させ，NaClの体外排出を促します．逆に，尿細管のNaCl濃度が高くなりすぎれば，その逆，つまり輸入細動脈を収縮し，NaClの排出を減少させようとします．これは，生体の体液バランスの恒常性を維持しようとする機構で，陸生化に欠かせないものなのです．

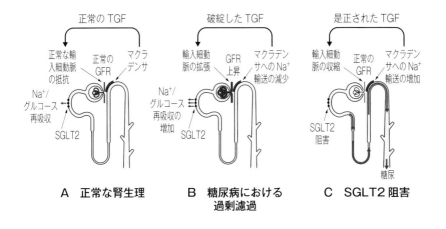

A　正常な腎生理

B　糖尿病における
過剰濾過

C　SGLT2阻害

▶ 健常，糖尿病，SGLT2阻害時のTGF

(Cherney DZ, et al：Circulation 2014；129：587-597より引用)

● しかし，糖尿病腎では，糸球体から濾過されるグルコースの増加に伴って，その再吸収を担うSGLT2活性が上昇し，グルコースの再吸収と同時にナトリウムの再吸収が副次的に増加します．結果として，尿細管のNaCl濃度が低下し，マクラデンサ細胞は，これをGFRが低下したものと誤解し，GFRを維持しようと輸入細動脈を拡張するわけです．最終的に糸球体のhyperfiltrationを招き，糸球

体内圧を増加させ，糸球体の内皮障害を増悪させます．SGLT2阻
害薬は，近位尿細管のグルコースナトリウム再吸収を抑制して尿細
管内NaCl濃度を増加させ，このTGFを是正し，糸球体内圧を下げ
ることによって糸球体内皮障害の予防に働くと考えられています
（上図B，C）．一方で，このTGFの是正は糸球体に到達する血液量
を減少させることになるので，急性的にGFRを低下させてしまう
ことになります．つまり，糖尿病では，SGLT2阻害薬の投与によっ
てTGFの是正が生じ，急性にGFRが低下しますが，慢性的には糸
球体内皮機能の改善によって初期のGFR低下を補って腎保護に働
くというわけです．

● 糖尿病患者に対して，SGLT2阻害薬であるエンパグリフロジンを
投与したEMPA-REG OUTCOME試験におけるeGFRの推移を示
します．エンパグリフロジンの投与によって急性にeGFRの低下が
生じますが，その後，慢性期には腎保護的に作用し，eGFRの低下
速度が軽減する様子が見てとれます．一方，偽薬群では糸球体の
hyperfiltration，糸球体内圧の増加が生じた状態が維持されるため，
年間約 $-1.5\ \mathrm{mL/}$分$/1.73\ \mathrm{m}^2$という速度で低下し続けています．

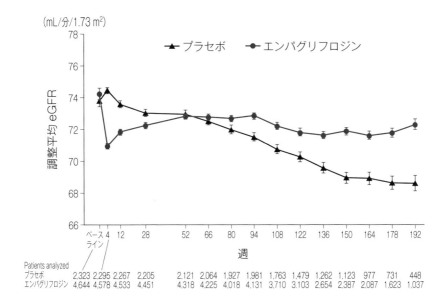

Patients analyzed	ベースライン	4	12	28	52	66	80	94	108	122	136	150	164	178	192
プラセボ	2,323	2,295	2,267	2,205	2,121	2,064	1,927	1,981	1,763	1,479	1,262	1,123	977	731	448
エンパグリフロジン	4,644	4,578	4,533	4,451	4,318	4,225	4,018	4,131	3,710	3,103	2,654	2,387	2,087	1,623	1,037

▶ EMPA-REG OUTCOME 試験における eGFR 推移

(Wanner C, et al：J Am Soc Nephrol 2018；29：2755-2769 より引用)

- 私は，この説を聞いたときに，最初は「そうか，うまくできている！」と思いましたが，時間がたつにつれ，①糖尿病の場合はそうかもしれないが，心不全では必ずしも糸球体の hyperfiltration が生じていない場合があるのではないか，②生体内で尿細管から糸球体への情報伝達が TGF しかないのであれば，腎臓にとってかなりこころもとない状態だな，と感じ始めました．SGLT2 阻害薬により TGF による輸入細動脈の拡張が起きなくなれば，腎血流量は持続的に減少し，排泄すべき物質が排泄できないようになってしまうかもしれません．その結果，慢性的な糸球体内皮細胞の保護より，急性に生じる GFR 低下が生体にとってより重篤な状態を引き起こし

てしまう可能性があるでしょう．しかし，実際にはDAPA-HF，EMPEROR-Reducedともに，そのような事態は生じていないようです．

● 調べてみると，尿細管から糸球体への情報伝達はそれほど単純なものではありませんでした．TGFにはreset現象というものが存在するとされています（Thomson SC, et al：J Clin Invest 2000；106：633-635）．生体は，TGFの行きすぎが持続的に生じた場合，それを是正するシステムをもっています．結合尿細管糸球体フィードバック（connecting tubuloglomerular feedback：CTGF）とよばれています．Henle係蹄の太い上行脚を過ぎた遠位尿細管は，集合管に入る直前に再び輸入細動脈に接し，そこでも尿細管内のNaClに関する情報を輸入細動脈に伝達しています．つまり，Henle係蹄の太い上行脚でTGFが作動し，遠位尿細管NaClが減少し続けると，その後遠位にあたる結合尿細管でCTGFが作動し，輸入細動脈が拡張するように調節しているわけです．一つのシステムの暴走を防ぐために，もう一つのシステムを準備しているのは，いかにも生体らしいという気がします．

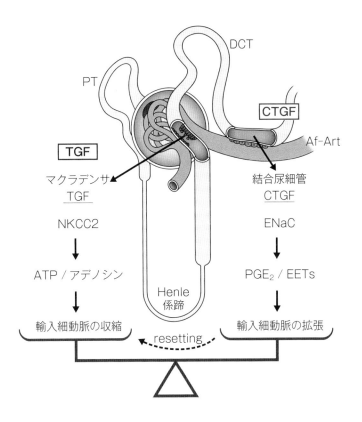

▶ TGFとCTGFのバランス

TGFが作動し続けると，その逆方向にCTGFが作動し，輸入細動脈（Af-Art）をresettingして腎血流量の著しい変化が生じないようにしている.

(Wang H, et al：Hypertension 2013；**62**：738-745より引用)

●ここまで知ると，SGLT2阻害薬の心不全患者における腎保護作用を，すべてTGFで説明することは難しいと感じます．もちろん，TGFは，SGLT2阻害薬投与直後のeGFRの急性低下（initial drop）の成因であり，糸球体のhyperfiltrationが生じている患者では糸球体内皮機能障害の改善に一部寄与しているのでしょう.

エッセンス

尿細管糸球体フィードバック(TGF)は，SGLT2阻害薬投与初期のeGFRの低下に関与している．しかし，心不全患者における慢性期のeGFR低下速度軽減作用は，TGFだけでは説明できないだろう．

C ▌ 腎機能低下の原因は糸球体のみにあらず

● SGLT2阻害薬のもつ腎保護作用は，糸球体ではなく，その作用部位である近位尿細管にあるはずだと考えていたとき，新しい概念"atubular glomeruli"（尿細管のない糸球体）を知ることとなりました．病理学的には連続切片で詳細に検討しないと糸球体に尿細管がつながっているかどうかを判定することができないため，通常の病理標本でそれを指摘することは難しいとされていますが，ほぼあらゆる腎臓病で検出されることが報告されています（Chevalier RL, et al：J Am Soc Nephrol 2008；**19**：197-206）．当然のことながら，腎臓でatubular glomeruliの占める割合が多いほど，GFRは低下します．そして，その病理所見が，印象的です．糸球体と連続する尿細管が萎縮し，やがて消失していく姿は，糸球体を白鳥の「頭」，萎縮して細くなった尿細管を「首」に見立て，swan-neck deformityとよばれています．

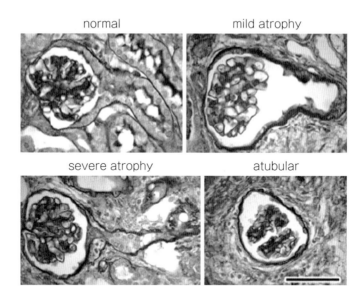

▶腎障害に進むにつれ近位尿細管が萎縮し，最終的には消滅して糸球体だけが取り残された様子

(Galarreta Cl, et al：Am J Pathol 2014；**184**：1957-1966より引用)

●腎機能障害は一義的に糸球体の異常から生じると信じていた自分にとって，この写真は衝撃的でした．腎障害が糸球体ではなく，近位尿細管からも生じることが多くの腎臓病で確かめられていたということになるからです．

●そもそも単一ネフロンは，糸球体と近位・遠位尿細管から構成されています．腎障害がいつも糸球体から生じる必要はなく，尿細管から生じても不思議ではないでしょう．いや，むしろこのように分けることをせず，糸球体と尿細管をもつネフロン全体の障害と考えるべきかもしれません．実際に，糸球体障害と尿細管障害は互いに連

関しています．下の図はその関連性を示したものですが，尿細管障
害から糸球体障害を生じるメカニズムとして，TGFとこのatubu-
lar glomeruliが並列して記されています．

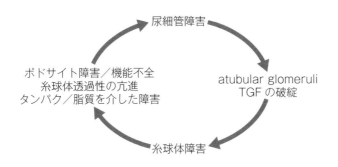

▶ 尿細管障害と糸球体障害の連関

(Lim BJ, et al：Kidney Int 2017；92：1395-1403 より引用)

● 近位尿細管は，糸球体と長い尿細管を結合するという意味で，その
構造上不連続な環境に位置し，さまざまな負荷がかかりやすい状況
にあります．糸球体から漏出するタンパクは障害性の物質ですが，
それを近位尿細管が再吸収し，障害性物質が遠位尿細管に及ばない
ように処理しています．また，糸球体で濾過されたイオンやグルコー
スの大部分を近位尿細管で再吸収するため，数多くのトランスポー
ターによるエネルギー需要が高く，虚血に陥りやすいことも知られ
ています．さらに，糸球体内皮細胞とともに，近位尿細管は有害な
薬剤に最も曝露されやすい環境にあります．閉塞など遠位尿細管以
降で生じた障害はやがて近位尿細管に波及しますが，この障害が糸
球体に及ばないようにするのも近位尿細管の役目です．atubular

glomeruliは，このような強い負荷がかかり続けた近位尿細管が壊死，もしくはアポトーシスを起こした結果生じる現象と考えられています．近位尿細管は，一義的に腎障害を引き起こすことは少なくても，ネフロン内に生じるすべての障害が近位尿細管の負荷を増強し，近位尿細管が萎縮して初めてGFRが低下するという意味で，重要な役割を演じているのです．

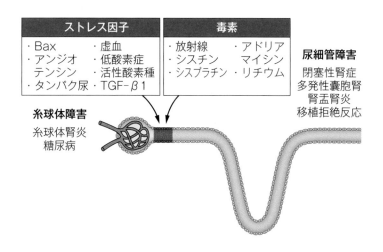

ストレス因子		毒素	
・Bax	・虚血	・放射線	・アドリア
・アンジオ	・低酸素症	・シスチン	マイシン
テンシン	・活性酸素種	・シスプラチン	・リチウム
・タンパク尿	・TGF-β1		

尿細管障害
閉塞性腎症
多発性嚢胞腎
腎盂腎炎
移植拒絶反応

糸球体障害
糸球体腎炎
糖尿病

▶ネフロンの構成要素のなかで近位尿細管が最も強い負荷を受けている

(Chevalier RL, et al：J Am Soc Nephrol 2008；19：197-206より引用)

●一般的に，強い生体内ストレスにさらされた細胞は，そのストレスに反応し，数多くの情報伝達系を駆使してその環境に適応しようとしますが，結果として細胞内で異常なタンパクが蓄積したり，不要になった細胞内器官を多く抱え込むことになります．これらの細胞

内環境の変化は細胞の壊死やアポトーシスを誘導しますが，これが安易に生じないよう細胞内を掃除し，きれいにする機構が備わっています．これをオートファジー(autophagy，自食作用)とよんでいます．不要になった，あるいは蓄積したタンパクや細胞内器官を，リソソームで処理あるいはリサイクルしています．このオートファジーは，すべての真核生物がもつ機構で，外部環境の変化に対して適応する細胞内部の清浄，恒常性維持を行い，その細胞を生存させ，死から守る役割を担っています．

● 腎臓にも，このオートファジー機構が存在しますが，細胞の種類に応じてオートファジーのプロセスが異なっています．そして，近位尿細管では，SGLT2によって細胞内に取り込まれるグルコースが尿細管細胞のオートファジーを抑制することが知られています．

● ネフロン内で生じるさまざまな刺激によって最も強い負荷がかかる近位尿細管細胞は，その強いストレスのなか，オートファジーという機構が細胞生存を守っています．SGLT2阻害薬は，この近位尿細管細胞へのグルコースの取り込みを抑制することでオートファジーを作動させやすくし，その結果としてatubular glomeruliが生じにくくなり，GFR低下が軽減すると考えるとつじつまが合うでしょう．

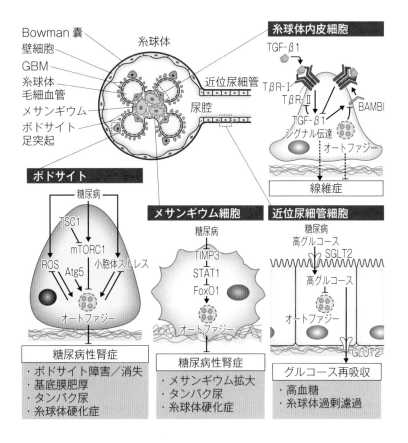

▶腎臓のさまざまな部位で，異なるメカニズムで生じるオートファジー

　右下の近位尿細管細胞では，SGLT2によって取り込まれるグルコースがオートファジーを抑制することが示されている.

（Ding Y, et al：J Endocrinol 2015；**224**：R15-30より引用）

●ここまでであれば，単なる妄想にすぎないかもしれません．そこで，二つの証左をあげておきます．一つ目は，基礎研究からです．糖尿病マウスモデルでは，糖尿病によって尿細管の拡張や尿細管壊死に伴う間質線維化が観察されますが，この変化はSGLT2阻害薬のエ

ンパグリフロジン投与により予防されることが報告されています（Lee YH, et al：Am J Physiol Renal Physiol 2019；**317**：F767–780）．これは，エンパグリフロジンのもつ尿細管温存効果を示唆しています．二つ目は，臨床研究からです．AKIで入院したSGLT2阻害薬服用患者を対象として，遠位尿細管障害マーカー（NGAL）と近位尿細管障害マーカー（KIM–1）を測定したところ，NGALは増加していたものの，KIM–1は増加していなかったというものです（Darawshi S, et al：Ren Fail 2020；**42**：836–844）．この結果もまた，SGLT2阻害薬が近位尿細管に対して保護的に働いていることを支持します．

● さまざまな病的刺激が，近位尿細管障害を介してatubular glomeruliを生じさせ，GFR低下速度を速めています．「SGLT2阻害薬は，近位尿細管のオートファジーを介して，atubular glomeruliを減少させ，GFR低下速度を弱める」という仮説は，①SGLT2阻害薬の薬効ならびにその部位に直結している仮説であること，②糖尿病に限らず心不全などすべての病態に適応可能であること，などから魅力的な仮説だと感じています．

エッセンス

SGLT2阻害薬は，近位尿細管の細胞内グルコース低下を介してオートファジーを増強させ，近位尿細管の壊死やアポトーシスから生じるatubular glomeruliを予防する結果，GFRの低下速度を軽減する……という仮説は魅力的だ．

D ▐ SGLT2阻害薬の効果の中心は慢性期効果にある

●SGLT2阻害薬の慢性効果は，近位尿細管保護によるGFR低下速度の減少が主因であると考えています．この場合，SGLT2阻害薬投与後，GFR低下速度が減弱し始めるまでに時間が必要です．だからこそ，NT-proBNPが緩徐に減少し始めるまでに約半年程度も要し，その時期になって初めて，ようやく心血管死亡の減少がみられ始めるのでしょう．投与後3ヵ月までNT-BNPは不変で，9ヵ月経過するとようやくNT-ProBNPが有意に減少するものの，その時点でもなおEFの有意な改善はみられなかったとする報告(Lee MMY, et al：Circulation 2021；**143**：516-525)もあり，SGLT2阻害薬の心腎連関に基づく効果はきわめて緩徐なものです．

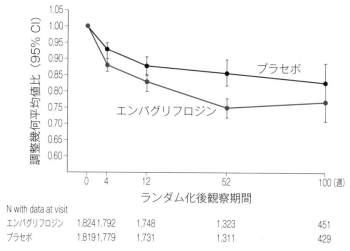

▶EMPEROR-ReducedにおけるNT-proBNPの推移

(Packer M, et al：Circulation 2021；**143**：326-336より引用)

● しかし，DAPA-HF，EMPEROR-Reducedともに，投与初期から
NT-proBNPや心機能の変化がまったくないにもかかわらず，心不
全の悪化（心不全入院や利尿薬静注を要する外来受診）が減少してい
ます．実際には，eGFRは投与初期のinitial dropで低下し，これ単
独ではむしろ心不全入院を増加させる可能性があるにもかかわらず
です．ここでは，心腎連関とはまったく異なるメカニズムが生じて
いるはずです．

● SGLT2阻害薬投与に伴う体液バランスをシミュレーションした結
果を示します．SGLT2阻害薬投与によりTGFが生じ，GFRは低下
します．これだけが生じれば，体外に排出されるNaClが減少し，
体液量過多となって心不全を発症するはずです．しかし，同時に尿
中グルコース排出が浸透圧利尿を生じます．一部の患者では，一過
性に尿中Na排泄増加を伴うかもしれませんが，この効果は長期間
続きません（最終的に，Na排泄を，Na摂取以上に増加し続けるこ
とができないからです）．この浸透圧利尿による体液量の減少は，
水のみを利尿するトルバプタムの効果に類似し，とくに間質に存在
する水を減少させる効果があります．最終的に，GFR低下に伴っ
て生じるはずの体液量増加は，尿糖による浸透圧利尿がそれを上
回って，むしろ体液量の減少を引き起こし，左室拡張末期圧
(LVEDP)が低下します．このメカニズムが，急性期で観察される
心不全発症の減少の背景にあると考えています．

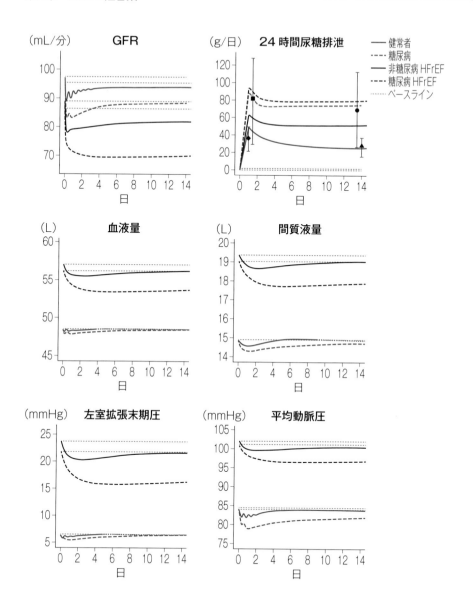

▶SGLT2阻害薬投与後の各種指標のシミュレーション

(Yu H, et al：PLoS Comput Biol 2020；16：e1008074より引用)

● この急性期効果は，単純な浸透圧利尿による水の出し入れだけで生じており，尿糖が尿の浸透圧を上げている限り持続します（対照的に，塩分摂取には限りがあるため，体内に貯蔵したNaClがいったん排泄されてしまうと，それ以上Na利尿を亢進し続けることはできません）．本来であれば，この浸透圧利尿に伴うLVEDPの低下はNT-proBNPの低下を伴うはずですが，一過性にGFRが低下している状況ではNT-proBNP排泄が減少してしまうため，あまり変化しないことになるわけです．

● SGLT2阻害薬の効果には，急性期効果と慢性期効果があります．中心となる効果は慢性期効果にあります．急性期にはむしろGFR initial dropという悪影響が生じるのですが，これを持続的な尿糖による浸透圧利尿がカバーしています．このことから，心不全入院の減少が急性期から観察されるのに対して，より本質的な心血管死亡はそれに半年ほど遅れてようやく慢性期効果として観察されるようになるのでしょう．

エッセンス

SGLT2阻害薬の効果は，急性期と慢性期でまったく異なる．急性期は浸透圧利尿がその主因であり，投薬開始直後の心不全入院減少を導くと同時に，GFRのinitial dropによる悪影響を防いでいる．

E ▏SGLT2阻害薬の抗不整脈作用

● 心不全患者を対象としたSGLT2阻害薬の大規模臨床試験は，まだその結果が発表されたばかりであり，不整脈という観点からのサブグループ解析に乏しいのが実際です．ただし，SGLT2阻害薬の主要効果が，近位尿細管を介するeGFR低下速度の減少効果にあるのであれば，ある種の抗不整脈作用が当然期待されるはずです．

● 心房細動の新規発症率はeGFRに依存しています．eGFRが低ければ低いほど，新規の心房細動発症率は高くなります（Molnar AO, et al：J Am Heart Assoc 2017；6：e005685）．糖尿病患者を対象として，ダパグリフロジンを投与したDECLARE-TIMI 58では，試験期間中の新規心房細動発症を検討しています．この試験に含まれたすべてのサブグループで，一貫して心房細動の新規発生が約20％予防されています．

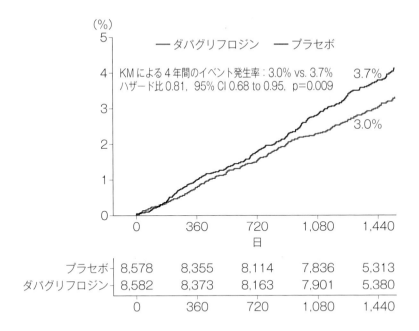

▶DECLARE–TIMI 58試験期間中の心房細動新規発生

(Zelniker TA, et al：Circulation 2020；141：1227-1234より引用)

● SGLT2阻害薬は，すでに臨床現場で糖尿病患者を対象に用いられてきたこともあり，FDAに報告されるさまざまな有害事象が蓄積されています．このデータを用い，心房細動という有害事象をSGLT2阻害薬服用例と他の糖尿病治療薬服用例で比較したところ，SGLT2阻害薬服用例では約30〜40％減少していたとされています（Bonora BM, et al：Cardiovasc Diabetol 2021；**20**：39）．これは，SGLT2阻害薬の新規心房細動発症予防効果を支持するリアルワールドデータです．もちろん，この作用はSGLT2阻害薬の直接効果ではなく，eGFR低下速度軽減作用を介するものだと思っています．

●なお，すでに心房細動と診断された患者における心房細動の自然経
過に及ぼす影響，突然死に関する情報は，まだまったくないといっ
てよい状況です．心房細動の進行や突然死の発生は，従来eGFRに
依存するとされてきたことを考えれば，いくばくかの好影響をもた
らす可能性は高いと思います．

エッセンス

糖尿病でダパグリフロジンは新規の心房細動発生を減少させ
る．SGLT2阻害薬が慢性期にもたらすeGFR低下速度軽減作
用は，心不全においても，心房細動の進行や心臓突然死の発
生に何らかの好影響をもたらす可能性が高い．

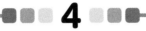

SGLT2阻害薬の使い方のコツ

A SGLT2阻害薬の薬物動態

- SGLT2阻害薬は，植物から抽出されたフロリジンと似た構造のためか，その薬物代謝はきわめて単純な部類に属します．参考までに，ダパグリフロジンの薬物動態，肝腎機能低下患者における動態，24時間の糖排出を指標とした用量反応を示しておきましょう．

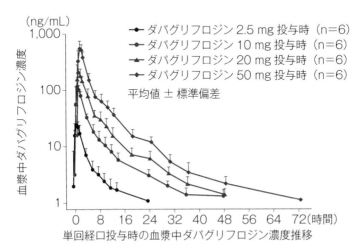

▶ 経口投与後の血中濃度

(医薬品インタビューフォーム，フォシーガ，アストラゼネカ，小野薬品，2020年11月改訂(第10版)より引用)

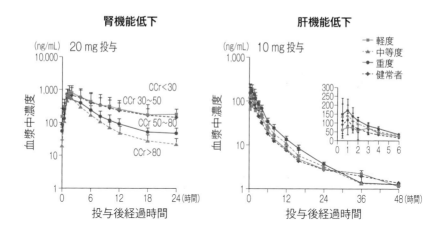

▶ 腎機能低下，肝機能低下患者における血中濃度

(左：Kasichayanula S, et al：Br J Clin Pharmacol 2012；**76**：432-444，右：Kasichayanula S, et al：Clin Ther 2011；**33**：1798-1808より引用)

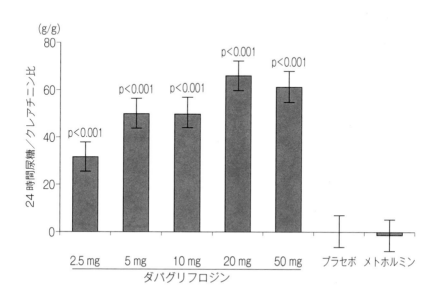

▶ ダパグリフロジン投与量と24時間排泄糖/Cr比

(List JF, et al：Diabetes Care 2009；**32**：650-657より引用)

●ダパグリフロジンの主要な代謝経路は肝臓におけるグルクロン酸抱合で，代謝物は肝臓と腎臓から排泄されますが，代謝物にほぼ活性がないため，腎機能障害，肝機能障害患者での血中濃度増加はわずかに留まります．半減期は約12時間で，用量反応は20 mg/日でほぼ最大となり，5〜10 mg/日の薬効の差はわずかです．どちらかといえば，血中濃度が低くなってしまう患者への担保という意味で10 mg/日が選択されているように思います．エンパグリフロジンについても，ほぼ似た結果が報告されています．両者ともに，薬物動態，薬力学的には比較的単純な薬剤で，投与にあたってあらかじめ注意しなければならない点はあまり見当たりません．腎機能上の禁忌はありませんが，DAPA-HF では eGFR ＜ 30 mL/分/1.73 m^2，EMPEROR-Reduced では eGFR ＜ 20 mL/分/1.73 m^2 の患者は除外されていたことには留意する必要があります．

エッセンス

ダパグリフロジンとエンパグリフロジンは，薬物動態学，薬力学的に比較的シンプルな薬物である．大規模臨床試験における腎機能の除外基準だけ知っていればよいだろう．

B ▍SGLT2阻害薬の投薬方法と効果判定

● 心不全患者に対するSGLT2阻害薬の投薬経験はまだ数少ないのですが，実際に投薬した経験から述べれば，その投薬はきわめて簡単な一方で，投薬している実感がなかなかわいてこないというのが実情です．そもそも，心不全に関するバイオマーカーはびくともしません．患者からは，急性期の利尿効果や体重減少のことを聞けますが，心不全に関する症状の改善が顕著であったというような症例はありません．糖尿病患者に対するSGLT2阻害薬の投与となんら変わらないので，はたして心不全の治療に役立っているのだろうかと自問自答したくなるほどです．

● SGLT2阻害薬は，かなり投薬しやすい薬物であることは確かでしょう．RAS抑制薬，β遮断薬，ARNIなどの投薬では，血圧が下がりすぎないかどうかに気にかける必要がありますが，SGLT2阻害薬では血圧は下がったとしてもその程度はわずかであり，用量調節の必要もありません．

● 逆に，「BNPは不変，体重は減少しているものの，症状はさほど変わらない」となると，効果判定を何で行えばよいのかという課題が解けていないのです．もしかすると効いていない患者に漫然と投薬し続けることになるかもしれず，心不全の臨床現場ではある種の不安を生じさせます．従来知られているように，検査所見ではHbA1cや尿酸の低下がみられ，糖尿病治療薬や高尿酸血症治療薬

を減量することができるかもしれません．体重減少をみながら服用していた利尿薬を減量することも合わせると，ポリファーマシーの整理には役立つのですが，主な目的である心不全はどうだろうという気持ちは消せないままです．

● 急性期には，心不全に対するSGLT2阻害薬投与の効果判定はできないと割り切っているのが実情です．少なくとも半年以上投薬して，eGFRの低下速度の減少が確認されるまでは我慢するくらいの気持ちです．その意味では，外来受診時に毎回eGFRを測定することが必須でしょう．何度も測定していないと，eGFRの低下速度を推定することが難しくなるからです．

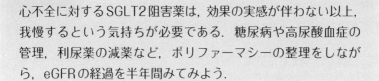

エッセンス

心不全に対するSGLT2阻害薬は，効果の実感が伴わない以上，我慢するという気持ちが必要である．糖尿病や高尿酸血症の管理，利尿薬の減薬など，ポリファーマシーの整理をしながら，eGFRの経過を半年間みてみよう．

C ┃ すぐに実感できるeGFRのinitial dropに どのように対処するか？

● 半年後の効果判定のためにeGFRの測定を行うと，まず経験することはいきなりeGFRがガクンと下がるinitial dropです．糖尿病に対してSGLT2阻害薬を用いていたときから経験していましたが，心不全患者でそれを経験すると，糖尿病患者よりもずっと不安になります．SGLT2阻害薬が薬効を発揮し，TGFが効いていることを示しているにすぎないのですが，対象患者が異なるとこうも感じ方が違うのかと，あらためてしみじみ思いました．

● 実はまだ，日本人心不全患者に対するリアルワールドデータはないので，実態すら把握できていません．そこで，その代用として日本人糖尿病患者における実態をみておきます．重症例を知るほうがよいので，糖尿病で，かつeGFR＜45 mL/分/1.73 m^{2}というCKD患者に対するSGLT2阻害薬投与に関する報告を示します（Sugiyama S, et al：J Clin Med Res 2020；**12**：724-733）．SGLT2阻害薬投与後約80％の患者でeGFRが低下し，そのうち約40％はeGFRが10％以上低下したとのことです．患者によってその低下度は大きく異なるので，その分布をみておきます．

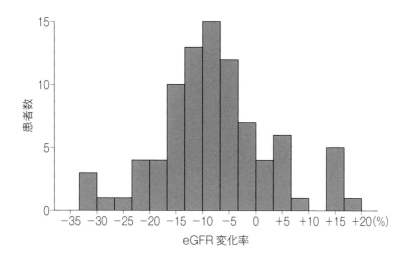

▶ SGLT2阻害薬投与後のeGFR変化率

(Sugiyama S, et al：J Clin Med Res 2020；12：724-733より引用)

● 10％程度の低下であれば我慢できますが，15％，20％を超える低下をみると「このまま投与を継続して大丈夫かな」と不安になります．この研究では，その後も継続投与を行い，6ヵ月後にはeGFRはほとんど回復したとしています．次図では，たとえばeGFRのinitial dropが20％以上の群では，いったんeGFRが25 mL/分/1.73 m^{2}程度まで低空飛行し，その後ゆっくりと回復していることがわかりますが，私には心不全患者を対象としてこれと同じように踏ん張れる自信はありません．

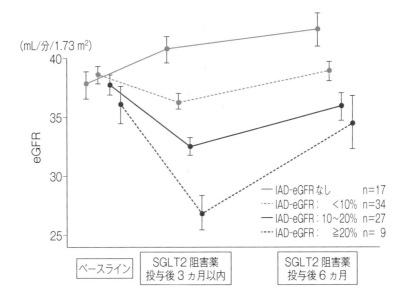

(mL/分/1.73 m²)

eGFR

── IAD-eGFRなし　　　 n=17
…… IAD-eGFR：　 <10% n=34
── IAD-eGFR：10〜20% n=27
---- IAD-eGFR：　 ≧20% n= 9

ベースライン　｜　SGLT2阻害薬投与後3ヵ月以内　｜　SGLT2阻害薬投与後6ヵ月

▶ SGLT2阻害薬投与後のinitial dropの程度別推移

(Sugiyama S, et al：J Clin Med Res 2020；12：724-733より引用)

●糖尿病患者を対象としたEMPA-REG OUTCOMEでは，このような eGFRのinitial dropをきたしやすい患者背景として，ベースライ ンのeGFRが低いこと，利尿薬を用いていることの2点をあげ，年 齢，性，BMI，血圧や心不全の有無にはよらないとしています．ま た，eGFRのinitial dropはやがて回復すること，その程度はその後 の予後に無関係であることも報告しています（Kraus BJ, et al： Kidney Int 2021；99：750-762）．ただし，これは糸球体のhy- perfiltrationが生じている糖尿病患者の場合であり，心不全例では もう少し保守的にみたほうが無難なのではないかというのが自分の 考えです．

● 思い出すのは，心不全患者にRAS抑制薬が用いられ始めたときに生じた議論です．機序は異なりますが，RAS抑制薬は，一部の心不全患者で一過性にeGFRを低下させます．できるだけ我慢して投薬を維持しようという当時の議論は，今どう落ち着いたのでしょう．HFrEF患者に対してRAS抑制薬を用いた大規模臨床試験SOLVDの成績は，この問題に一定の見解を与えてくれていました．心不全患者に対するRAS抑制薬の投与によって生じる一過性eGFRは，20％までなら予後を悪くしないどころか，20％未満の低下であれば，偽薬群でeGFRの変化がなかった患者より予後は良好だったのです．

● 薬剤の機序が異なるので，そのまま応用してよいかという課題は残りますが，自分はSGLT2阻害薬の投与で生じるeGFRのinitial dropは20％までなら許容して，我慢しながら継続しています．TGFによるGFRのinitial dropは，決して行きすぎないようにCTGFがバランスをとってくれるものだと信じるしかないようです．

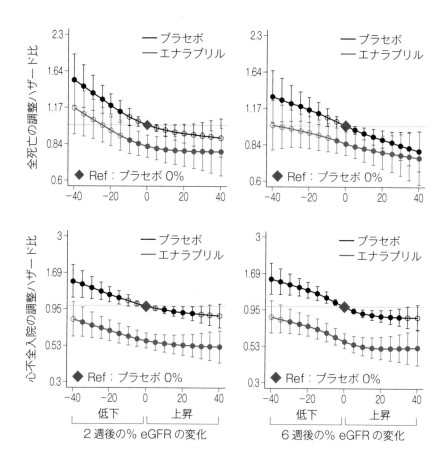

▶eGFRの変化率を横軸として，予後をハザード比で示したもの

(MoCallum W, et al：Kidney Int 2019；96：1185-1194より引用)

SGLT2阻害薬導入の候補となる患者とは

● このような面を知ったうえで，SGLT2阻害薬のよい候補となる患者をこのように考えています．
① 糖尿病や肥満を合併する心不全患者：
SGLT2阻害薬本来の開発目的となった患者でもあります．「一粒で二度おいしい」を実感させてくれます．
② 利尿薬を追加したいと考えたくなる心不全患者：
ループ利尿薬の開始，あるいは増量が必要だと考える患者では，同時に将来の腎機能維持までまかなってくれます．
③ eGFRの低下速度が気になる心不全患者：
eGFR低下速度が大きいと，心不全発症確率が高くなります．長期的にこの速度を低下させることができる可能性があります．

SGLT2阻害薬導入を控えたい患者とは

● 逆に，現時点で投薬は避けたいと考えるのは次のような患者です．
① サルコペニアを伴う高齢心不全患者：
SGLT2阻害薬は，タンパク分解などの異化亢進により筋肉量を減少させてしまう可能性があります．心不全患者におけるサルコペニアは一つの改善すべき因子であり，SGLT2阻害薬は避けたほうが無難だと考えています．
② eGFR ≤ 40 mL/分/1.73 m^2 の腎機能低下患者：
40という数字には根拠はありません．どちらかといえばCKD stageに合わせて45を選びたいところですが，それでは対象となる患者が少なくなってしまうという点，日常臨床ではきりのよい

113

数字がよいだろうという点から，この数字を用いています．もし20％低下しても，eGFRは30台を維持できるというぎりぎりの数字でもあります．経験を積めば，腎機能低下患者にも使えるだろうと思っていますが，投薬時のeGFR initial dropが心不全患者に与える影響に対してまだ不安が残っているからです．

エッセンス

SGLT2阻害薬投与の障壁は，初期に生じるeGFRのinitial dropにある．TGFによるeGFR低下はやがてCTGFによりバランスされるはずだが，どこまで許容するかをあらかじめ各自が決めておいたほうがよいだろう．各医師の，糖尿病患者におけるSGLT2阻害薬の経験を生かした使い方が望まれる．

第 **3** 章

心不全治療の
幕開け

1

2021年から，心不全治療は変わる

- 懐かしい話になりますが，私が大学を卒業した1986年当時，HFrEFに対する治療はジギタリスと利尿薬だけでまかなわれてきました．日本人全体の平均寿命も短かったですが，HFrEF患者の入院期間はきわめて長く，さらにその予後をまったく望めない時代でした．そして，1990年から2000年にかけて，RAS抑制薬，β遮断薬に関するクリニカルエビデンスがHFrEF治療を大きく変革したことは周知の事実です．

- しかし，その後10年以上，不整脈を専門とした循環器内科医である私には，HFrEFに対する薬物療法がほぼ固定してしまったようにみえていました．もしかすると，心不全領域の専門家にとってそうではなかったかもしれません．RAS抑制薬とβ遮断薬が組み込まれたガイドラインどおりの治療を，それぞれどのように最大用量で用いるかということを主な課題にしてきたように感じます．

- 2010年代に行われたBIOSTAT-CHF研究は，HFrEF患者の登録研究です．この研究では，RAS抑制薬とβ遮断薬を可能な限り増量するように奨励されていましたが，実に約半数の症例でRAS抑制薬，β遮断薬は最大用量の50％未満の処方量に留まりました．そして，想定どおり，このような患者では50％以上の用量が処方さ

れていた患者より予後不良でした．確かに，両薬剤をただ導入するだけで満足せず，その増量を心がけることは重要ですが，それ以上に最大用量の処方をしたくてもできないという患者の問題を克服することができないことがより重要だと感じていました．

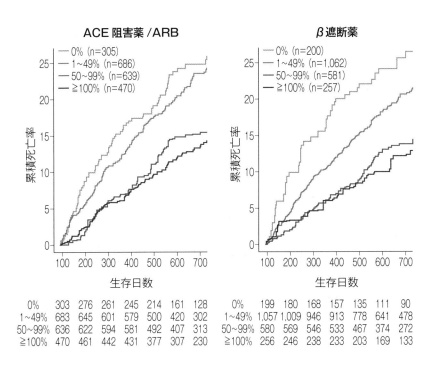

▶ EF≦40％のHFrEF患者におけるRAS抑制薬とβ遮断薬の投与量と予後の関係

処方量を両薬剤の至適用量に対する％表示で表し，その予後を示した．
(Ouwerkerk W, et al：Eur Heart J 2017；38：1883-1890より引用)

● しかし，それだけに注力していた日本とは異なり，2010年代中盤，海外では大きな変化が生じていました．それが，PARADIGM-HFというエビデンスをもったARNIの導入です．下図は，ARNI導入のインパクトを，HFrEF患者の心血管死発生率という視点から歴史的に俯瞰したものです．1980年代から2000年までの進歩，さらに10年以上固定した心不全診療がまた大きく動き始めたことがよくわかる図になっています．HFrEF患者の生命予後向上という観点から，大きな岩が動いていたわけですが，ARNI導入が遅れた日本では，この変革が2020年まで延期されました．

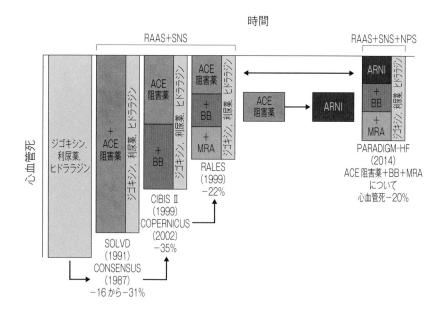

▶ 2015年時の欧米における心不全治療の歴史

(Fabris E, et al：Drugs 2019；79：1543-1556より引用)

●そして，ようやくその変革が日本にやってきたのとほぼ同時期に，SGLT2阻害薬が日本を含めて全世界的に導入されることとなりました．これまで述べたように，ARNIとSGLT2阻害薬は異なる作用機序の薬剤であり，基礎的に考えれば両者は相加的に作用するものと考えられます．実際に，DAPA-HF，EMPEROR-Reducedの両試験で，ARNI投与の有無によらずSGLT2阻害薬の臨床効果は変わらなかった，つまりSGLT2阻害薬の効果はARNIの効果に上乗せされたと報告されています(Solomon SD, et al：J Am Coll Cardiol HF 2020；**8**：811-818；Packer M, et al：Eur Hear J 2021；**42**：671-680).

●このようなことから，2010年代中盤にARNIによる変革，そして2020年にSGLT2阻害薬による変革と，欧米では段階的に生じた二つの変化が，日本では2021年ほぼ同時に生じることになったのです．これまでの大規模臨床試験(2010年代初頭の標準的HFrEF治療を行ったEMPHASIS-HFと，新しい治療を組み入れたPARADIGM-HF, DAPA-HF)の結果から，HFrEF患者の予後改善の様子をシミュレーションした結果が報告されています．シミュレーション結果であることを念頭に置かなければなりませんが，衝撃的な予後向上を示唆する図になっています．この変化が，まさしく2021年から日本にやってきます．

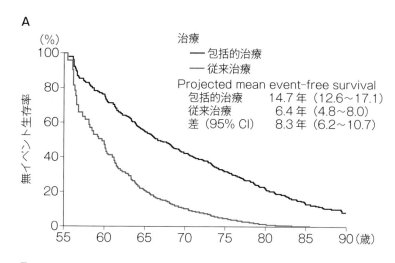

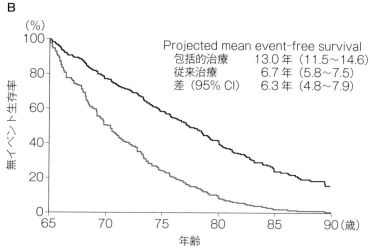

▶ 55歳(A)，65歳(B)のHFrEF患者に従来治療(RAS抑制薬とβ遮断薬，赤)を行った場合と，包括的治療(ARNI，β遮断薬，MRA，SGLT2阻害薬)を行った場合の，無イベント生存率曲線

　イベント：心血管死＋心不全入院

(Vaduganathan M, et al：Lancet 2020；396：121-128より引用)

● さらに，SGLT2阻害薬使用における一つの懸念であるeGFRのinitial dropを，ARNIが緩和する可能性があるという仮説さえ提唱されています（de la Espiriella R, et al：ESC Heart Failure 2020；7：3792-3800）．基礎的には，TGFによる輸入細動脈の収縮は，ANPのもつ輸入細動脈拡張作用によって和らげられる可能性があり，ARNIとSGLT2阻害薬の同時投与によって薬物投与後のeGFRの変動が小さくなる可能性があります．両者は異なる機序で腎機能保護に働くので，相乗効果すら期待できるかもしれません．今後実証されるべきことは多いですが，少なくとも低血圧という副作用を除けば，両者の併用には親和性がありそうです．

● このようなことから，「今，心不全治療が変わる」という総説が数多く発表されるようになっています．JACC：Heart Failure誌に，"Quadruple Therapy Is the New Standard of Care for HFrEF"というEditorial commentが掲載されました（Ahmed T, et al：JACC Heart Fail 2020；8：819-821）．Quadrupleとは，double, tripleの先，つまり，4倍，4重，4段階の治療という意味で，ACE阻害薬/ARBに代わるARNI，β遮断薬，MRA，SGLT2阻害薬のことを意味しています．

● さらに，"2021 Update to the 2017 ACC Expert Consensus Decision Pathway for Optimization of Heart Failure Treatment"と題するステートメントも発表されました（Writing Comittee：J Am Coll Cardiol 2021；77：772-810）．このステートメントのなかにある治療アルゴリズムを紹介します．ここでは，まず上段に，必須のRAS抑制薬とβ遮断薬という位置づけのなかでRAS抑制薬

はARNIが優先されるとしています．そのうえで，下段左の二つを
みると，腎機能と血清K値が許す限りMRAを，腎機能が許す限り
SGLT2阻害薬を加えることとされています．下段の右三つは，そ
れぞれ患者層が特殊な状況を記載しているようです．このような記
載をみる限り，一部の腎機能低下患者を除き，HFrEF治療はQua-
drupleが標準治療となりつつあると言える時代に突入しています．

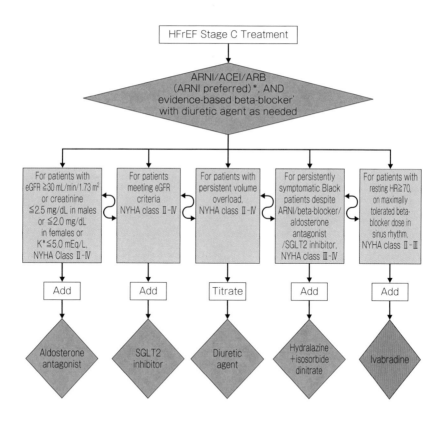

▶ Stage CのHFrEFに対する治療アルゴリズム

(Writing Committee：J Am Coll Cardiol 2021；**77**：772-810より引用)

●「心不全」というジグソーパズルにあてはめるピースが増えたと考え
ましょう．白と黒のピースだけをもってできるだけ地道にゆっくり
埋めていくという作業ではなくなるはずです．赤と青というピース
まで揃った今，色によってそのピースの埋め方に順番をつくる必要
はないと感じています．その個別のジグソーパズルの特徴をみて，
できるだけ早くいかに埋め尽くすか，ここにその医療者の才覚が問
われる時代がやってきます．付け加えるならば，ピースを使う順序
がうまければうまいほど，次のピースを埋めやすくなり，手早く4
色で埋め尽くすことのできる可能性が高くなるでしょう．いつも白
と黒を埋めてからと考える打ち手は，そのうち時代遅れになってし
まいそうです．そして，日本人HFrEF患者を対象として，このよ
うなQuadrupleの実際を経験し，そのリアルワールドデータを検
証すべきときが，この2020年代ということになります．そのため
に，「適正に，効果的に用いるには？」に対して，できるだけシンプ
ルな考え方を私なりにまとめたのが本書です．

エッセンス

■ ■ ■

ARNIの使用経験がない日本では，心不全に対する新規薬物で
あるARNIとSGLT2阻害薬がほぼ同時期に導入される．相加
的作用のある両薬剤の導入は，日本の心不全患者の予後を大
きく変える可能性が高い一方で，その経験値がきわめて乏し
い．4種類の薬剤は，各患者においてその使用順序を変えてし
まう可能性を秘めている．

幕開けはさらに続く

● この2020年代前半のHFrEF治療は，個人的な本音を言えば，ARNIとSGLT2阻害薬で，もうお腹いっぱいという気持ちです．しかし，時代はさらに先を進むようです．日本を含む全世界で，HFrEF治療にもう一つの新しい薬剤が，その出番を心待ちにして準備しているからです．私はもちろんこの薬剤を使用した経験がないので，その薬剤がどのような立ち位置にあり，どのように用いられるべきかをまだ論じることはできません．そのような限界を踏まえたうえで，文献的な紹介をしておきたいと思います．

● その薬剤は，可溶性グアニル酸シクラーゼ(soluble guanylyl cyclase：sGC)刺激薬という分類に属するベルイシグアト(vericiguat)という薬剤です．sGC刺激薬のなかで一番はじめに世に出た薬物は，リオシグアト(riociguat，商品名：アデムパス)で，肺動脈性肺高血圧症，および外科治療不適応の慢性血栓塞栓性肺高血圧症に対して適応を取得しています．リオシグアトは短い半減期という欠点があり，心不全を対象として長い効果を持続できるよう工夫して開発された薬剤が，ベルイシグアトです．

● sGC刺激薬といわれても，ピンとこないのが実際です．しかし，一酸化窒素(NO)はよく知られています．NOは，かつて未知の血

管内皮由来弛緩物質といわれ，その正体の発見が，1998年ノーベル医学賞の対象となっています．臨床現場では，硝酸薬が古くから用いられていますが，生体内でこのNOを発生する薬物です．NOは平滑筋を弛緩させ，血管拡張をもたらしますが，この細胞内情報伝達系を担っているのがsGCです．リオシグアトは，NOがなくても直接的にsGCを刺激して肺動脈の血管拡張を誘導することから，肺高血圧症に用いられることとなりました．

● NOは生体内で拡散して作用する多彩な作用をもっています．心血管系では，血管平滑筋弛緩，平滑筋増殖抑制，心筋陰性変力・変時作用，心筋代謝抑制作用，血小板凝集抑制などが知られていますが，その他に腎臓，脳神経系，免疫系においても重要な生体内活性分子として作用しています．心血管系では，NOの主な作用機序は，細胞内に存在するsGCに働いて細胞内cGMPを増加させ，cyclic GMP依存性キナーゼ(PKG)を活性化して種々のタンパク質をリン酸化することです．

● 心不全では，HFrEF，HFpEFともに，このNOの産生障害・不活性化の亢進によりNOが欠乏している状態が生じているだけでなく，NOの利用障害も加わることが知られています．このようなNO作用の欠如や低下が，血管拡張能の低下を招いて心不全の増悪因子として働いています．「それでは，NOを介さずに直接sGCを刺激して，細胞内cGMPを増加させてみたらどうだろう」というコンセプトのうえに成立した薬剤がsGC刺激薬であり，今回のベルイシグアトです．

125

●ここで，cGMPを増加させる薬剤としてARNIがあるではないかと思うかもしれません．しかし，ARNIによって増加するANPは，ナトリウム利尿ペプチド受容体A（NPR–A）に隣接する膜結合型グアニル酸シクラーゼ（particulate guanylate cyclase：pGC）を介してcGMPを増加させるので，cGMP増加の機序が異なります．しかも，cGMPは，細胞内でsGC由来とpGC由来のものがコンパートメントされその局在が異なるばかりか，その分解酵素（ホスホジエステラーゼ）のタイプまで異なるため，生理的役割が異なる可能性があるとされています．つまり，ベルイシグアトとANPは，その薬効は似ているようで微妙に異なるといえそうですが，現在でもその詳細は判明していません．ベルイシグアトとANPの相加作用や相乗作用に関する情報はまったくないのが実情です．

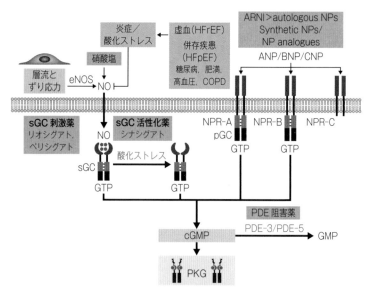

▶NOならびにNa利尿ペプチドが細胞内cGMPを増加させ，PKGを活性化する仕組み

(Emdin M, et al：J Am Coll Cardiol 2020；76：1795–1807より引用)

● HFrEFを対象として，このベルイシグアトを用いた大規模臨床試験がVICTORIAです（Armstrong PW, et al：N Engl J Med 2020；382：1883-1893）．PARADIGM-HF，DAPA-HFの登録患者とは基準がかなり異なっており，よりリスクの高い患者に限定されています．EF≦45％という左室収縮機能低下を満たすことはもちろんですが，①洞調律ではBNP 300 pg/mL以上（NT-proBNP 1,000 pg/mL以上），心房細動ではBNP 500 pg/mL以上（NT-proBNP 1,600 pg/mL以上），②ランダム化前6ヵ月以内に心不全入院の既往があるか，3ヵ月以内に静注用利尿薬を使用したことがある，という二つの必要条件があり，さらにeGFRが15〜30 mL/分/1.73 m^{2}の患者は全体の15％までとするという限定も加わっています．一次評価項目は，心血管死と心不全入院の複合エンドポイントで，ベルイシグアトは2.5 mg/日から導入し，最大用量10 mg/日まで増量されています．その主要結果を次図に示しますが，複合エンドポイントを10％有意に減少させましたが，その構成要素である心血管死は7％，心不全入院は10％減少させたものの有意差にはいたりませんでした．患者像がPARADIGM-HFやDAPA-HFとは異なるので，この結果をどのようにとらえるべきかについては今後の議論が必要でしょう．また，75歳以上の高齢者，NT-proBNPが高い患者では，偽薬群と実薬群の間に一次評価項目の発生率の差がなかったという不均一性が観察されています．

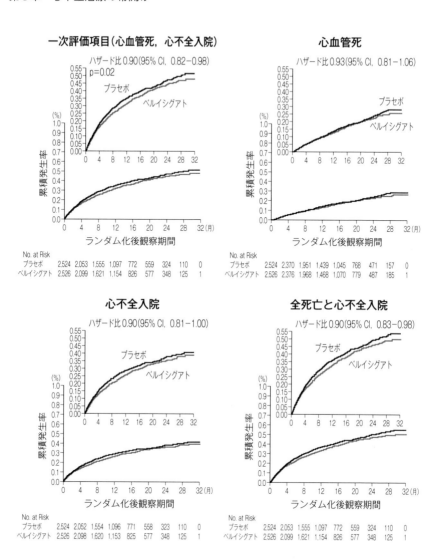

▶ VICTORIAにおけるKaplan–Meier曲線

(Armstrong PW, et al：N Engl J Med 2020；382：1883-1893より引用)

● サブグループ分析では，このベースラインにおけるNT-proBNP値別のリスク低下率が報告されています．一次評価項目，心血管死，

心不全入院というエンドポイントすべてで，NT–proBNPが低いほどベルイシグアトによるイベント減少率が高く，NT–proBNPが高くなるにつれてその効果が減弱する様子がうかがえます．

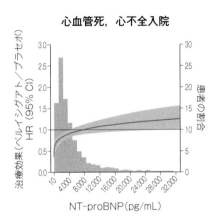

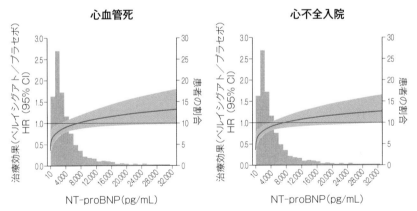

▶ VICTORIA におけるベースラインのNT–proBNP値別のベルイシグアト 治療効果

縦軸の1.0は偽薬と同じ効果であることを示す．棒は患者分布を示す．
(Ezekowitz JA, et al：JACC Heart Fail 2020；8：931–939より引用)

●ベルイシグアトについて知られている情報はまだ限られています．文献的に調査した結果をまとめてみましたが，これらの情報だけではまだ不十分でしょう．今後，もしこの薬物の臨床使用が可能になっても，どのような患者にどのように用いるべきかを考えるには，より詳細なVICTORIAに関するサブグループ分析が必要だろうと思います．ARNIとも，SGLT2阻害薬とも異なる薬物であることは間違いありません．ただ，このような薬物開発をみると，2020年代前半に心不全診療が予想以上に大きく変革し，さらに新たな幕開けの時代がやってくることだけは確実です．私たちは，日本人のHFrEF患者に対して，これらの新しい薬物をどのように安全に，有効に使っていくかを，経験し，学びながら，議論して高めていく必要があります．それは，ちょうど約10年前に生じた心房細動患者に対する抗凝固療法の新しい幕開けに似ていると感じています．

エッセンス ■■■

心不全治療の新しい幕開けはまだまだ続く．歴史的に，2020年代前半は心不全治療の大きな変革期と位置づけられるだろう．おそらくその完成形が浸透するには約10年前後必要で，それは心房細動領域における直接型経口抗凝固薬に似るだろう．

■■■ 索 引 ■■■

● 著者紹介

山下　武志（やました　たけし）
（公財）心臓血管研究所 所長

1986年	東京大学医学部卒業
	内科研修を経て
1989年	東京大学医学部附属病院第二内科
1994年	大阪大学医学部第二薬理学講座
1998年	東京大学医学部附属病院循環器内科助手
2000年	（財）心臓血管研究所
2011年	（財）心臓血管研究所所長兼付属病院院長
2014年	（公財）心臓血管研究所所長・CVI ARO Chairman

日本心電学会第10回木村栄一賞，日本循環器学会YIA賞，世界心電学会YIA賞受賞

著書／訳書に
「ECGブック―心電図センスを身につける」(MEDSi，1998年，共訳)
「ECGケースファイル―心臓病の診療センスを身につける」(MEDSi，2000年，共著)
「心筋細胞の電気生理学―イオンチャネルから，心電図，不整脈へ」(MEDSi，2002年，著)
「心房細動に出会ったら」(メディカルサイエンス社，2008年，著)
「3秒で心電図を読む本」(メディカルサイエンス社，2010年，著)
「新装版 ナース・研修医のための 心電図が好きになる！」(南江堂，2020年，著)
「不整脈で困ったら 改訂版」(メディカルサイエンス社，2020年，著)
など多数

ARNIとSGLT2阻害薬についてシンプルにまとめてみました
―新時代の心不全治療に向けて

2021年10月15日　第1版第1刷発行	著　者	山下武志
2022年 1月10日　第1版第2刷発行	発行者	小立健太

発行所　株式会社　南　江　堂
〒113-8410 東京都文京区本郷三丁目42番6号
☎(出版)03-3811-7236　(営業)03-3811-7239
ホームページ https://www.nankodo.co.jp/

印刷・製本 公和図書
装丁 渡邊真介

Essentials of ARNI and SGLT2 Inhibitor for Heart Failure Treatment
© Nankodo Co., Ltd., 2021

定価は表紙に表示してあります．
落丁・乱丁の場合はお取り替えいたします．
ご意見・お問い合わせはホームページまでお寄せください．

Printed and Bound in Japan
ISBN978-4-524-23229-1